医療法人社団永生会 南多摩病院
総合内科・膠原病内科
國松 淳和

診察日記で綴る

あたしの外来診療

丸善出版

挿絵・たけもとあかる

すべてをやめようと思った。
でも、また診てみようと思った。
治してあげられないかもしれませんが、何回でも診ます。
それでもよければどなたでも、どうぞ。

目　次

あたしの診察日記・エピソード

プロローグ

あたし？　あたしの話なんて、何の参考にもなんないよ。まあ、書けっていうから書くけどさ。

あたしはあたしで、こういう日記みたいなのを書くっていう趣味があるけど、読んでみて気持ち悪いとか、何なのこれ、自分は無理、とか思った人がいたらごめんね。でもね、あたしはあなたじゃないわけ。そしてこれを読む人は、あたしじゃないわけよ。人は人、自分は自分。ここ、すごく重要だからね？

あたしは、批判されようが何と思われようが、ある程度「自分を見せていく」っていうのが大事だと思ってる。だってせっかくの自分の人生でしょ？　言いたいことを言えずに人生終わるって、いやじゃない？　自分のことは秘匿にしておいて他人のことをダサめのシニカルさで言う文化って、ほんと不快。自分というのを出すっていうことが大事だと思ってる人に対して、自分のことを棚に上げて、それを恥ずかしいとかみっともないって言うような文化は、終わってほしいよね。

あたしはあたしを生きていて、あたしが考えたことを言うだけであって、人は人なのよ。この感覚、わからないかなぁ。あたしだって自分がいつも全部正しいなんて思ってないし、断定口調で言ってることでも、きっとたまに間違ってるよね。でもそれと一緒で、人が言ってることだって正しいとは限らないし、何言われようとあたしはあたしが考えて、そして何かを選ぶんだよね。

悪いところを正して、批判は受け止めて改善してわかり合って、それを成長につなげるべきだとか言うやつ…ごめん、そんな人もいるみたいだけど、わかり合ったら気持ち悪いよ。何でそうやって、他人のことを「正そう」とするんだろ。全然関係ないやつが、何で人の選択に文句つけるんだろ。

あたし、成熟した社会は基本いいほうへ向かうって信じてるんだよね。成熟してるっていうのは、例えばよく言う「多様な」ってことなんだけど、要するにさっきから言ってる「人は人」みたいなことなんだよ。人は人っていうのは、お互いを無視して冷徹に自分のことだけを自分勝手にするって意味じゃなくて、他人のことを見たり話や意見を聞いたりしているけれど、「それでも人は人」っていう意味なのよね。そういう人たちで構成される社会って、たぶんとっても成熟していて、そういう社会はきっといいほうへ向かうって、あたしは思ってるの。

つまり逆なのよ。わかり合ったふりして、我慢して意見を同じにして、あまり仲良くしたくない人と手と手をつないで…なんてやってたら、絶対にその社会は成熟しない。無理させようとするやつにろくなやついないから。覚えといて。

成熟した社会ってことの別の説明をすると、芸術、芸能・スポーツ、音楽、娯楽、文学、エンターテイメント、こういう美しくて楽しい文化がある社会のことだと思う。つまり「余力」ってことなんだけど、こういうことがたくさんできる社会が育つって、すごく健全で、つまりは成熟に向かうよね。アートとかプロスポーツ、プロ演奏家って、「人は人、自分は自分」ってことを突き詰めて高めきった人たちがやってるわけよ、まさに。

世の中がこういう「楽しみ」みたいなことだけになっちゃうと、たるんじゃう？堕落する？　ならないよ。豊かな社会っていうのは、ちゃんと学問に根差してるから大丈夫。歴史とか数学なんかを大切にしてる。高度に文化的で高い技術がなす「芸」

というのは、ちゃんと学問に裏打ちされているから、踏み外すことはないよ。美しい・楽しいものを享受したいから、人は熱心に働くし我慢するんだよ。ほら、フジロック・フェスティバルに行きたい人って、一年を辛抱強く働くよね。フジロックのために。

そろそろ、あんたは何者なのっていう人もいるだろうから、ちょっと前にあたしの友人の知り合いのライターさんがあたしを取材した時の記事を載せておきます。とりあえずあたしのことはそれで納得して頂戴。

彼女は1952年2月23日生まれの68歳。職業は臨床医。彼女には、診療で作成される診療録（カルテ）を書くこと以外に、「診察日記」を書くという趣味がある。その内容は、日記のような体裁だけあって、内省的なものだが独特な筆致だ。

彼女は医師国家試験合格後、自分の出身大学の産婦人科にまず飛び込んだ。当時の彼女は絵に描いたような「男勝り」なスタイルだった。産科医としてキャリアを積み、技術を身につけ、若いうちから論文をいくつも書き、将来を嘱望されていた。〝産婦人科初の「女性主任教授」誕生か？　しかも最年少で！〟と噂されていたほどだった。「当直する教授」というコピーまでできていたほどだ。

ところが42歳の時、突如産科医をやめ、生殖医療に転向。そのためには総合内科の経験が必要だと考え、全国の内科診療科を自らローテート研修し、内科医としての研鑽を積む。これは当時、周囲から「奇行」「蛮行」とみなされた。しかし彼女は一切、意に介さなかった。

5年間のハードワークのすえ臨床内科学を修め、総合内科専門医を取得したあとは、生殖医療を実践し、数々の不妊治療に取り組んだ。彼女の口癖は、

「臨床って、内科か外科かだけじゃない？　あたしは産科という外科をやめて内科をやってるだけよ」

論文を書くなどの学術界からは離れていたが、難しい不妊症も次々と治して、噂は広まり全国から妊娠を願う患者が彼女の元へ訪れ「神の手」と注目された。その腕は、皇室（時の皇太子・皇太子妃）の不妊治療に際しても招聘され、実際にご懐妊に至り実績を挙げた。そうした功績が認められ、57歳のときには紫綬褒章を受章した。

…しかしそのわずか1年後、彼女は突如、一線から姿を消すことになった。産科医時代の患者家族から、当時の医療ミスを告発されたのだった。「ドクターズハラスメント！　患者に対する暴言の数々」といった見出しが、週刊誌のトップを飾った。その後、過去の交際相手や婚姻歴なども次々と暴露されていった。

彼女は戦わずに、黙って姿を消した。すべてを、やめようと思った。長野県の山奥にポツンとある一軒家に転がり込み、社会から隔絶した生活を送っていた。

でも、また診てみようと思った。そこに、よき未来や希望をみたのではない。矛盾こそが真理だと思ったのだった。

やがて彼女は東京に戻り、西五反田2丁目の薄暗い路地裏の雑居ビルに、人知れず診療所を開業した。

その診療所のドアには、無骨な木製のプレートがかかり、こう書かれてある。

「治してあげられないかもしれませんが、何回でも診ます。それでもよければどなたでも、どうぞ」

要するにあたしって、臨床がやりたいんだよね、たぶん。別に希望に満ち満ちて、患者に幸福をとか社会に貢献をとか、全く思わないもん。

自分のしたいことをしたい。それを突き詰めた結果、「ひとりで臨床をする」ってことに、あたしは行き着いたのかもね。そうするともう、やり方としては「外来診療」なのかなって思っちゃったわけ。この診療所も、別に事業主気分じゃなくて、趣味の感覚。

ところで臨床医っていう職業人は、ひとりでも多くの患者さんを診たほうがいいって、あたしは思ってるのね。これをあたしは「数稽古《かずげいこ》」って呼んでる。だって、世の中のすごい人たちって、みんなめちゃ数稽古してるよね。または、いつも考えてる。そして、選り好みしない。

たまに、どうやったら臨床力を伸ばせるかみたいなこと聞かれるんだけどさ、「臨床を中断しないこと」としか言いようがないよね。けっこうみんな中断するんだよ、意外に。基礎研究で大学院に行ったり、研究で留学とか。必ずみんな「行った人にしかわからない経験」とか「基礎研究が臨床に役立っている」とか「日々の診療に深みが出た」とかって言うけど、出ねーよ。出るかもしれないけど、臨床は臨床やってた・・・・・・ほうがより伸びるんだよ。そんなの当たり前じゃん。ちょっと考えればわかるよね。だから、ひとりでもたくさん診たほうがいいの。患者さんを振られて、断ったりしてる場合じゃないのよね。

患者の押しつけ合いみたいなのも、診療能力がいまいちだから起きることなの、ぶっちゃけると。自分の診療能力がいまいちだから、「うちの科じゃない」とか「紹介状がない」とか「今頃来ても遅い」とかいう謎理論で言い訳して、自分で診ようとしないんだよね。まぁ、そういう医者がいるおかげで、こっちはひとり経験が増えるし、患者さんも診てもらえて納得するし、大概そのほうがハッピーなのよ。「何で自分が診なきゃいけないんだよ…ぶつぶつ」ってなりながら診てると誤診するし。

それで注目したのが「振り返り」って手法なんだよね。外来って、まさに診療している時は誰にも相談できないじゃない？　だから終わったあとに振り返るの。誰か別の医者と。そして一例一例振り返って、あーだこーだ言い合う。お互いの考えたことを言う。そういうのが、一番診療が向上すると思ってる。

あたしはそれをひとりでやってるんだよね。こういう日記を書くことで。それでしみじみ振り返る。自分で。振り返るだけじゃなくて、診療してたときの様子を少しでもリアルに思い出して。なるべくその時考えたり感じたりしたことを、正確に忠実に。それを自分の言葉で書く。これが、ひとりでやる「振り返り」。あたしはこれを「ひとり上手」って呼んでる。冗談だよ。

ダルビッシュ選手っていつもボールを触ってるんですって。それで、いつも変化球のこととか、自分の投げる球とか投球のことを考えてるらしい。これ、すっごくあたし共感したよね。あたしもそうだもん。あの患者さんにこういう言葉選べばよかったとか、この治療をすればいい方向に行くかもしれないとか、いつも繰り返し考えてる。

さっき言った「臨床を中断しない」っていうのは「休むな!」とは違うからね。いや、こっちだって身体は休めてるよ? 好きなものも食べるし。ただ、「繰り返し考える」ことって、できると思うんだよね。

そうだ。ダルビッシュ選手って、変化球のこととかをずっと考えるけど、野球のことは考えないって言ってた。野球は別にそんな好きじゃないとも言ってた。自分の球に興味があるだけらしい。ほんとこれよ。ここにあたしと同じ考えの人がいた！って思ったよね。

このあたしの「日記」の構成は、まずひとりの患者さんの初診からのやり取りを描写してあります。で、きりのよいところで切り上げて、そのあとはまとめの文章を自由に書いてる。最初は文献考察とか真面目にやろうとしたけどやめた。何かそういうのってつまんないなって。患者とのやり取りを通じて思ったこととかを書いてるんだけど、思ったことを書くだけにした。まぁ、とにかく読んでみてよ。

あたしの診察日記・エピソード1

79歳男性

「増えない体重」

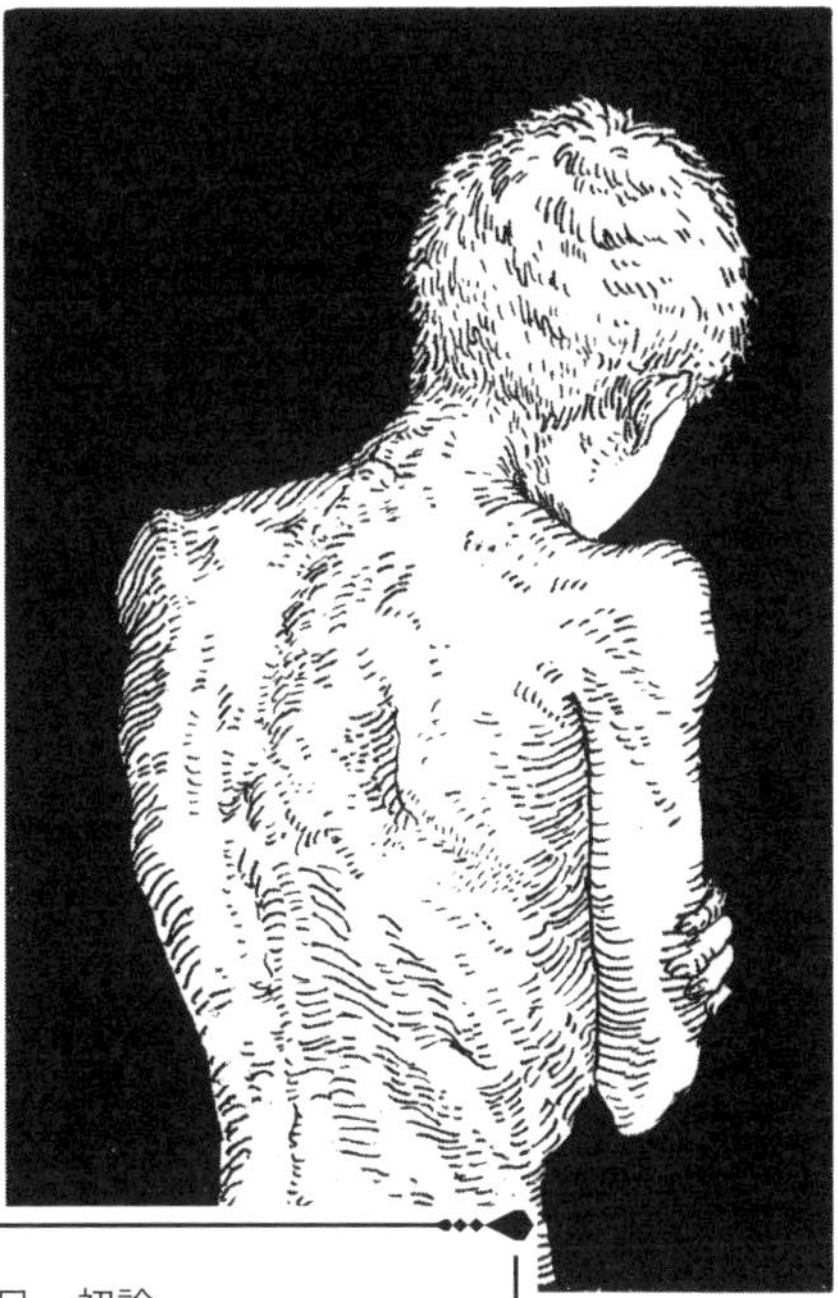

・ 9月16日　初診
・10月14日　1回目の再診
・11月19日　2回目の再診
・12月24日　3回目の再診
・ 1月28日　4回目の再診
・ 3月 4日　5回目の再診
・ 4月 8日　6回目の再診
・ 5月13日　7回目の再診
・ 6月17日　8回目の再診
・ 7月29日　9回目の再診
・ 9月 9日　10回目の再診

九月十六日　初診

「おはようございます」とあたしがまず声をかけると、その男は難聴があるのか、少しおどおどしていたように見えた。実際、細かく声かけしても少し反応が乏しかった。

「おはようございます」

もう一度あたしがはっきり言うと、

「あっ、女医さん…」

「そうです、私は女です」

あたしは座るべき椅子を事務的に指し示して座らせた。男は、難聴なのではなく医師の性別に戸惑っていたのだった。

どこでどう男性の医師ですと表示していたかは知らないが、これは高齢の男性にはありがちなリアクションだ。そんなのは無数に過去に経験がある。例えば、まだ研修医のとき。入院患者の担当を任されて病室に行くと、「担当の先生はいつ来るんですか」「私です」のような会話だ。だいいち、「女医」って言葉はなかなかこの世からなくならない。

「今日はどうされましたか?　先ほど紹介状はみせていただきましたが」

「あのですね、この一年、空腹感がないんですよ。食事は食べられるんですけど。体重は減っていますね」

独特な症状の表現だと思った。さまざまな違和感を感じる内容だ。

「食欲がないということですか？」

「うーん…食べているんですが、とにかくお腹が空かないんです」

普通なら、このあとさくさくと必要なこと、例えば「いつからか」とか、「ほかの症状はないか」とかを聞いて、さっさと次へ次へ病歴聴取を進めていく場面だ。今振り返っても、この言い方に正直かなり戸惑ったことをはっきりと覚えている。

この違和感は素人でもわかるのではないだろうか。食べられているけど、お腹が空かない。ああ、じゃあ無理して食べているのか？　それともしっかり食べられていないことが不満なのか？　いやそうとは言っていない。彼は食べられると言っている。言葉通りであれば、食べるという行為自体には障壁を感じていないようだった。そういう印象だった。主訴は「空腹感の欠如」ということになる。ただ、こんな主訴で診療を進めていくことは通常ない。

「体重はいつから減っているんですか？」

「今年に入ってからです。一年前と比べると10kg減ってます」

臨床で「体重が減った」というのは、非常にありふれた問題だ。実際、これまでの精査では、体重減少を問題点として調べ上げられていたようだった。この男がもってきた膨大な量の診療情報提供者を、あたしはパラパラと眺めながら話を聞いていた。

確かに、すでにかなりの量、範囲の精査がなされていた。体じゅうのCT、実施できる血液検査全部じゃないかというくらいたくさんの項目の血液検査、そして消化管内視鏡もやってある。いずれも異常はない。

しかしこんなにたくさん検査結果は入っているのに、この情報提供書をつくった医者の診立ては全然書かれていない。じゃあこの書類、医者じゃなくても書けるじゃんと思ったよね。しかしよくこんな膨大な資料を正気で封筒に入れられるなとも思った。

「食欲がないのか」とあえてクローズドで質問しても、この男は「はい・いいえ」で答えない。聞いても、聞いても、だんだんよくわからなくなってくるこの感覚が、普通の医者たちには耐えられないいんだろうね。きっと「何か変なことを言っている患者だな」とでも思ってるんでしょう。どうりでこの患者、「診断不能」にされちゃうわけよね。

わかんないって、そんなにダメなことかなって思う。この男性についても、全然、診断も治療法もこの日記を書いてる時点だって、あたしさっぱりわからないけど、この人が変なことを言ってるとは思わないな。というか、変なことを言うくらいのほうが人間らしいと思う。理路整然としていることを美徳にする世の中って変。

「食べられるんですよ。でもお腹が空いているという感覚がないんです」

でも、やっぱりよくわからない。よくわからないけど、機能性胃腸障害と考えて六君子湯《りっくんしとう》（胃腸虚弱、食欲不振などに用いられる薬）（3包分3〈一回一包、一日三回〉食前）を一ヶ月分処方して再診してもらうことをお願いした。男はこの提案を割と素直に受け入れた。最後にこう言ってきた。

「お薬出したの、先生が初めてです。ありがとうございました」

えっ。ほかの医者はいったい今まで何をしてきたんだろう。

十月十四日　一回目の再診

「先生、変わらないですね」

「薬はちゃんと飲めましたか？」

「はい。でも30包くらい余ってますね」

「でも今ちゃんと飲めたって」

「あ…私、食事はもともと2食なんですよ。だから一日二回飲みました」

「お腹はやっぱり空かないですか。ところで、いつからですか?」

「空腹感がないというのは昔からではなくて、やはりこの一年くらいです」

「食事はとれてるんですか?」

「出されるものは全部食べますね」

　この何となく噛み合わない感覚は何なんだろうか。噛み合っているようにみえるかもしれないけど、やはりこれは、たぶん噛み合っていない。「軽度の認知症でもあるのかも?」ということが少し頭をよぎる。

「お腹が空かないんですよ。でも、食べられそうな感じはするんです」

「気持ち悪いとか、吐き気はするんですか?」

「そういうのはないです。ところで先生…」

「はい?」

「先生はご結婚されてるんですか?」

　いったい何てことを聞くんだと思った。まぁひとまず、もう一ヶ月六君子湯で様子をみようと思っていた矢先にそう聞かれた。「何でそんなこと聞くんですか」と一応相手にしてみた。

「いや、倅の結婚相手を探してまして。あと気がかりなのは倅のことだけですわ。先生のように落ち着いていらっしゃる、そんな女性がいいと思いまして」

カルテ記載に忙しいふりをして返答をしないでいたら、ちょうど表から大声で怒鳴る声が聞こえてきた。道端で男同士が口論しているのだろう。このあたりではたまにある。おやおやと下の通りが見える窓に向かい、あたしは率先して野次馬となって、それがちょうどその嫌な質問を寸断する合図になってくれた。また一ヶ月後に来てもらうことにした。六君子湯は、正直、効いているのかどうかわからない。とにかくまた来てもらおう。また考えよう。わからないけど。

十一月十九日 二回目の再診

「その後、症状はどうですか？」

「気分は悪くないです。食べられています。あ、あと。体重が減らなくなったかもしれません」

「食欲は？」

「まぁ、前よりちょっといいかもしれません」

「ところで」

あたしは少し話題を変えてみることにした。平均的には一日をどう過ごされているのかと聞いてみたのだ。

「寝る時間ですか？　25時くらいですかね。起床は11時半ですね」

「えっ、遅いですね。それで食事が…」

「そうですね。最初の食事が13時半くらい。もう長年これですよ。内容はご飯、納豆、パン、サラダ、ヨーグルトとかから組み合わせて。家内が昔、調理の仕事やってたんですよ」

「で、夜ごはんは？」

「21時とかです。夜は決まって和食です」

「小腹は空かないんですか」

「はい。糖尿の家系で、気をつけてるんです」

「寝つきはいいんですか？」

「はい」

　ちょっと特異な生活習慣だとも思ったが、体重減少や空腹感のことよりもずっと前からこの様式だと彼は言った。

　今日の診察では、彼は少し弱ってきているように思えた。客観的ではないけど何となく。

「ロッコツが出ちゃう」って気にしてたな。

　まだ満足が得られない。体重も増やさないといけない。でも全然わからない。スルピリド…スルピリドで反応があるかだけ、どうしても確かめたいと思った。50㎎を最初の食事の前、つまり患者さんでいうお昼の食事の前に飲んでもらうことにした。六君子湯は続けてもらうことに。これでどうなるだろうか。

次の予約はもう年末だぁ。今年も早かった。

十二月二十四日 三回目の再診

「食べられてはいます。でもやっぱりお腹は空かないですね」

これは、どうしたものか。悩ましい。

要するに、こちらの介入はまだ効を奏していない。明らかに。もうあまり手がないなぁと正直思った。こういう時は関係ない話でもしてみるしかないよな。そう思ってあたしは、

「そういえば、血圧の薬はほかでもらってるんですよね?」

「はい。別の家の近くのクリニックですね。先生そういえば…」

「はい、何でしょう」

この前はこの振りであたしが結婚してるかどうかなんて聞いてきたけど、患者のこういう「ところで」みたいなの、あたしは好きだな。このあと、いい話が聞けることが多い。

「食べていると…食事していると血圧が上がる感じがするんですよ。上がると、これはまずいと思って、横になって休むんです」

「え！　ちょっと待ってください。食事中に血圧測るんですか？」

「そうです。何か上がってる感じがして。で、測ると大抵上がってる」

「食後じゃなくて？」

「はい。食事中です」

　これには驚いた。食事をしている時は、普通の人は血圧は気にならないし、気になっても食事を中断して血圧測定をしようとはしない。しようと思ったとしても、実際に測定する人はいないでしょう…。この人からいろいろな話をうかがったが、一番珍奇な内容だと思った。つまりあたし的には、この患者について異常に思えたのは、これが初めてだと思った。そう認識した。こういうことが、最初はわからなくても光明になったりするんだよね。

「それでもし、というか、実際に血圧が上がっていたらどうするんですか？　休んでまた食べるんですか？」

「いいえ。もう食べません」

「えっ」

　患者は、全くふざけていない。笑ってもいない。あたしはわざと、相手の言葉をすぐ返答せずに黙って呑み込んだ。そりゃ体重増えないわ、とすぐに言いたいのをこらえて。そしてこう言った。

「食事中に血圧の変動があるんですね」

あたしはあえて少しだけ俯瞰した目で一般化して、かつ受容的なメッセージを込めたコメントができた。ん～最近では一番良い返しだった気がする。

「何かですね、噛んでると血圧が上がる感じがあるんですよ」

これは…うん、わかった気がする。噛むと血圧が上がるという特異な解釈が、強迫になっているんだ。

これは比較的高齢で発症した、身体症候がメインになった強迫性障害（obsessive compulsive disorder; OCD）なんじゃないかな。高齢者のOCDは、軽症だとOCDだとわかりづらい上に、身体症状がメインにみえてしまったり、行動の奇異さや回避行動がわかりにくい人が多かったりするんだよね。

SSRI（選択的セロトニン再取り込み阻害薬、パニック障害などに使われる薬）をトライしようと思った。判断は早いかもしれないけど。処方は、セルトラリン（SSRIの薬品名の一つ）25㎎を一日の二回目の食事のあとに。

あと、膵臓・膵管のMRIを念のため撮って膵がんは一応精査することにした。きっとこれが最後の精査だ。N病院に、MRIを撮ってもらうために紹介状を書いておいた。

次の予約は年明け、また一ヶ月後に。スルピリドはやめることにした。六君子湯はまぁ一応継続。よくなってるといいな。でも自信がすごくあるわけではないけど。

一月二十八日　四回目の再診

「あけましておめでとうございます」

「先生、今日もよろしくお願いします」

「どうですか、調子」

「漢方は飲んでないです。夜のあの錠剤は飲んでます。でもね、とにかくお腹が空かない」

MRIは異常なかった。薬も飲めた。良くなってないと彼は言う。でもあたしこれ、順調だと思いたい。

彼は診察中何度も同じことを言った。

「お腹が空かない」

あたしはこれを、どこか潜在的に血圧が上がってしまうのを怖がっているのではないかと思ったのだった。心のどこかで。いや、あたし「心」って言葉が嫌いなんだった。

脳のどこかで、脳が怖がっているから。そんな緊張した状態が慢性的に続いていたら、そりゃお腹も空かないよね。それにＳＳＲＩを飲んで副作用が出ないっていうのは、すごくいいサインだと思う。逆に言えば、まだ効果が出るほどには量が足りてないってことだ。今日のプランはもう決まった。ちゃんと飲めたことを評価して、セルトラリンを50㎎に増量する。

三月四日　五回目の再診

「体重が増えません。お腹も空きません」

「薬は飲めてますか？」

「はい」

「ところで運動してますか？」

「してます。一日５００ｍくらいは歩いて、夜に家の中でスクワットをしてます。50回くらい」

全く変わらなかったと患者は語る。普通の医者は、ここでセルトラリンを無効と考えてセルトラリンを止める。あたしは天の邪鬼だから、もう少しだけ話を聞く。

「でもですね、先生。血圧は安定しました」

この日の診察で一番うれしそうな声色と表情をした。このコメントは、しっかりとカルテに記載した。

散々、良くなってないと言われたのにもかかわらず、あたしはあまりげんなりとせず、そしてなぜか迷いなく、セルトラリンを同量処方して、また一ヶ月後に予約した。

四月八日　六回目の再診

この日は忙しかった。「変わらない」「運動している」、そんな話で終わったけど、セルトラリンをさらに増量して75㎎とすることにした。

五月十三日　七回目の再診

「先生、おかげさまで！」

出だしから男性は発言が違った。

「食欲が出てきたんですよ。近所に好きなパン屋があって、そういうのも食べるようになりました」

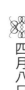

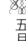

「薬飲んでるんですね」

「全然残ってなくてギリギリでした」

表情もいい。服薬アドヒアランス（医師の処方通りに患者が薬を服用すること）もいい。そして遂に食欲を実感できたと彼は述べた。何か、このことが何となくもったいなくて、良くなったことを患者に意識させたくないと思った。なのであたしは、ほんとはもっとこのことを患者と喜びたかったが、それをあえてやめた。

天の邪鬼にならないとダメなんだよね、臨床は。天の邪鬼くらいでちょうどいい。「これだ！」とすぐわかることや、わかったこと・わかりやすいことは、あとにとっとく。わからないこととかを考えるための脳の余力を残しておくんだ。

六月十七日　八回目の再診

この日、患者さんは「調子がいい」とまずあたしに言い、その次に「血圧が安定してうれしい」と言った。そうなんだよね。この人にとっては血圧は大事なこと。「食事の時とかにものを噛んでいると血圧が上がる感じがある」という特異な強迫があるのだと思う。結果的に、一種の「摂食恐怖」になっていたんだね。

セルトラリン75㎎分1（一日一回）夕食後。同じ処方でまた一ヶ月半。

七月二十九日　九回目の再診

「いいです。お腹が空く…までいかないけど、食べられるぞという感覚がある」

「よかったですね」

「血圧ですが、この二、三ヶ月で安定してきました。先生のお薬のおかげだと思います」

特にムードも変わらないし、ただ普通に表情がいいだけで、やたらと快活になったわけでもない。あと、あたしは別に降圧薬を出したわけではない。ただ、この人の解釈では、血圧が安定したことを安堵の本質と捉えている。セルトラリンを50㎎から75㎎に増量していたが、なぜか途中から足した25㎎を抜いて飲んでいたということだったらしいけど、まぁ良好みたいだ。そのまま50㎎のまま処方。また一ヶ月半後に。

九月九日　十回目の再診

「体重が二ヶ月で5㎏増えました」

いきなりのうれしい報告だった。血圧のこともやっぱり言ってきた。血圧が安定して、先生の狙い通りだと彼はあたしを褒めた。まぁ本当の狙い自体はあまり話してはいないんだけど。彼との日記も、今日で閉じよう。ありがとう。

◇あたしのためのまとめ◇

この症例では、その後半年間かけて、セルトラリンを漸減できている。あれほど気にしていた空腹感も実感できている。具体的には、今セルトラリン25mgを隔日として様子をみているけれど、体重も一番低い時より8kgくらい増えている。そしてそれを維持できている。

うつ病だったのではという突っ込みがあるかもしれないけど、抑うつ気分がない。第一、ＳＳＲＩごときでうつ病は治せない。

患者が本当は何を心配しているか、不安がっているか。これを患者本人ですら自覚できていないことがあるんだよね。だから当然、そのことを人にうまく言うことなんてできない。自分でもうまくわかっていないんだから。わかっていないことを、他人に言えるわけがない。じゃあ医者ならわかるのか。それがわかったら簡単だ。わかった気になってはいけないのだけど、わかるとうれしい。

噛むと血圧が上がる気がするという体験は、いわば「究極の主観」だ。それが高じて、血圧が上がることへの心配が強迫に変わった。食事を邪魔するほどの強迫が、結果的に摂食量を減らして体重を減少させた。

最初はこんなこと思ってもみなかった。あたしが心がけているのは鳥瞰視点。近くで構うんじゃなくて、俯瞰して見続ける。深く、意味をまともに考えようとするとわからないことが多いのだから、人間であることをいったんお休みして鳥の気分になって空から見続けたら、きっといい発見があるんじゃないかなって思ってる。

あたしの診察日記・エピソード２

30歳男性
「タトゥーだらけの臆病者」

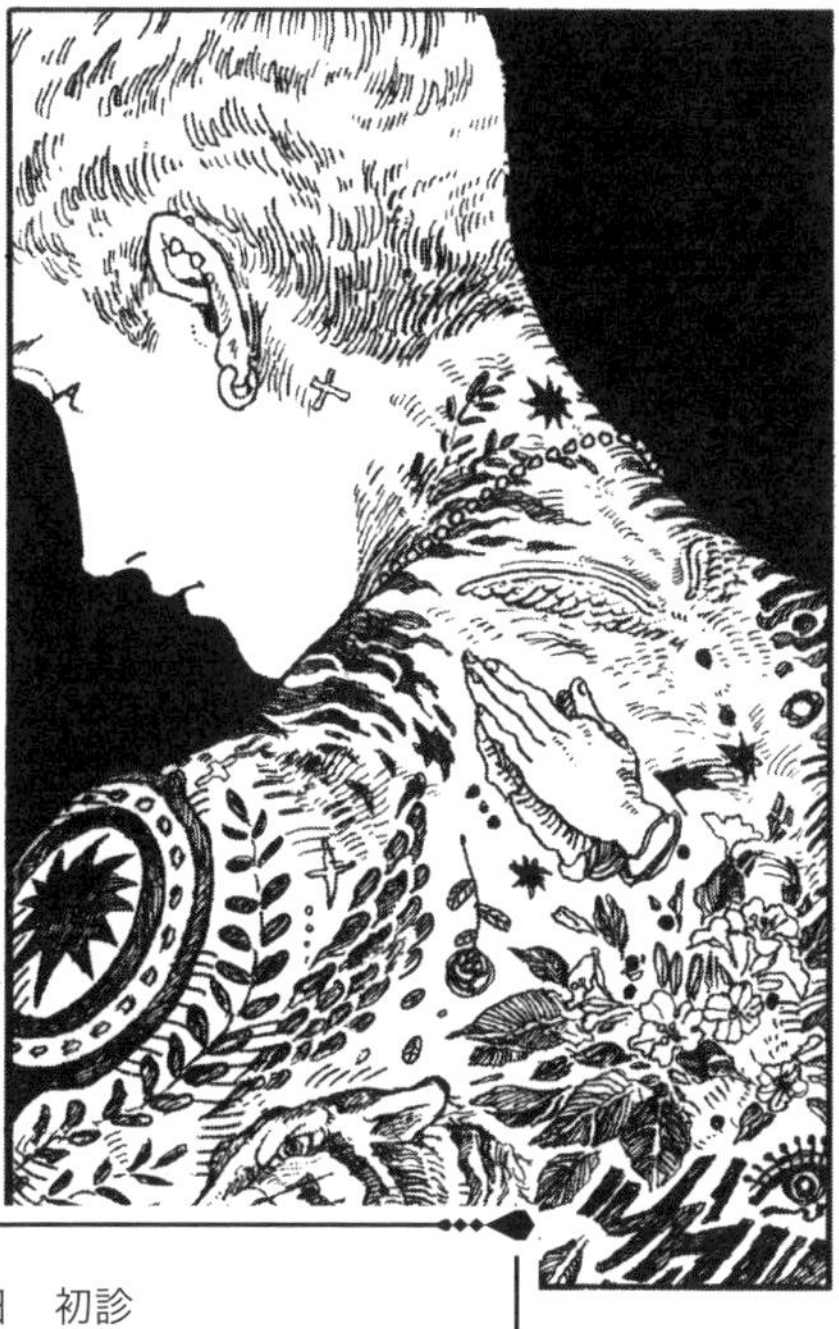

- 5月17日　初診
- 5月31日　臨時での1回目の再診
- 6月 6日　臨時での2回目の再診
- 6月 8日　血液検査結果(3回目)
- 6月18日　4回目の再診
- 11月13日　1年5ヶ月ぶりの5回目の再診
- 12月12日　6回目の再診
- 2月 7日　7回目の再診
- 4月 3日　8回目の再診
- 7月 3日　9回目の再診

五月十七日　初診

　そのタトゥーだらけの若い男は、一週間前からの嘔吐と下痢でやってきた。なぜ「タトゥーだらけ」とわかるかというと、手の甲や指、足首とかにもタトゥーが施してあるからだった。長袖やズボンの裾からも刺青の図柄を覗かせている。太くはないが綺麗な金色のネックレスをして、片方の耳には光沢のないピアスが賑やかについていた。彼は見かけからして屈強で、筋肉質。言葉遣い自体は丁寧だったけど、機嫌がおそらく悪かった。苛立ちを抑えるような態度だった。右手で首筋から耳にかけての場所を、すりすりと触る癖があった。そういえば、首にも下から刺青はのびていた。

　胃酸の逆流の症状もあると言った。また、消化器症状だけではなく、先月くらいから持病の喘息も悪く、咳や痰も連日連夜出ているとのこと。でもそのことを聞こうとしたら強く遮られた。要するに、そっちはもともとあるから違うんだと。

「お腹なんすよね。吐き気と下痢が治らないっす」

　静かに男は言った。そしてあまり多くはしゃべろうとしない。何というか、この男性は「不満がある」のだと思った。

「この症状が出て医療機関にかかったのは、今日が初めてですか？」

「いや近くのとこに行ったんすよ。そしたらただの風邪だって言われたんですよね。で、薬出されて。でも飲んだら蕁麻疹出て」

「そうだったんですね」

「ありえないっすよ」

「ありえなくは、ないけどねぇ…」

男は黙っている。

蕁麻疹が出ているというので、体を見せてもらった。まぁ、体じゅうびっしりの刺青。失礼だけど、こんなにごちゃごちゃびっしりあると、何の柄なのかとか、テーマとか、作り手（彫り手？）の意図なんかもわからない。せっかくの刺青なのに。

タトゥーでわかりにくいかと思ったが、男の言う通り、確かに蕁麻疹があった。普通の。薬疹だといわれればそうかもしれない。聞きもしなかったけど、どうせその医者が抗菌薬でも出したんだろう。それで薬疹。風邪と言っているのに抗菌薬。風邪に抗菌薬出す文化って、いつ終焉を迎えるのだろうか。

「まぁでも、ただの風邪って言い方はないですよねぇ」

「はい」

あの「はい」は、何というか語気があった。

語気といえばあのタトゥー。まぁ何というか、威勢がいい。最近はタトゥーはファッションタトゥーとか、ポイントタトゥーとか、カジュアルなものも多いって聞くけど。

あれほどの彫り物は、普通はそういう筋の者とかって、まぁ要するに反社のチンピラみたいなのを皆想像するけど、人には人の事情ってものがあるよね。ロックのバンドマンとか、音楽関係の人とかでもタトゥーを入れたりするから必ずしも反社の人たちとかでもない。

一週間、下痢が続いて嘔吐が反復している。熱は36・8℃で、血圧や脈も正常。これを急性腸炎としてよいのか。どんなに違和感があっても、今日のところは急性腸炎と呼ぶほかない。このあたりをちゃんと説明してもよかったけど、「早く治る薬がほしい」って感じだったからなぁ。

あたしはすぐに、整腸剤、制吐剤、鎮咳薬を一週間分処方した。治らなかったら、また来るように言った。そしたら血液検査やCTも必要だと伝えた。

あっ、今気づいたけどまずいな。あの皮疹は確かに蕁麻疹だった。痒そうな膨疹が四肢・体幹に散在して。でも薬疹なら、普通は斑状の紅斑のパターンのはずだ。中毒疹パターン。あの人のは違った。蕁麻疹だった。やられた。あのタトゥーに動揺していないつもりだったけど、じつは少しだけ圧倒されていたのかも。きっとあれ、薬疹じゃないよね。

五月三十一日　臨時での一回目の再診

「変わらないっす」

　彼は少し苛立っていて、詳しく事情を聞こうと思ってほかにいろいろ聞いてみたが、しばらくの間ちゃんとした返事はくれなかった。何を聞いても「変わらないっす」だった。

　まぁ子供ってこういう感じだよね。自分の嫌なことや納得がいかないことがあると、一種の「不応期」みたいなのがあって、何を言っても全く何も応じないフェーズがあったりする。

　しばらくして、ようやく次第を話してくれた。

「蕁麻疹はどうですか？」

「あのあと先生の薬飲んだらまた悪化しました」

「え？」

「で、薬を飲みきったらひいてきました。だるさなんかも取れたような気がします」

「そうなんですか…」

　正直、薬疹が出やすい処方はした覚えはない。患者さんっていうのはすぐこういう解釈になるんだよなと思いつつ、何か変てこな経過だなと思った。熱の病気ではないのかもしれない。患者はだるさが取れているとも言った。

「胃腸の症状はどうですか？」

「吐くのと下痢はずっとありますね。下痢は食べたあとが多いかな。まぁ、でも、いつもな気がする。嘔吐は朝方や夜が多いっす」

しょうがない。また診察せざるを得ない。あのタトゥーをまた見るのか。

「そこに横になってもらえる？」

「はい」

ここで素直に「はい」って言えちゃうところが可愛いんだよな。辛いだろうに。

「そういえば先生、腹痛が今回けっこう出始めてて。もらった薬は効いた感じしなかったんですけど、友達にもらった市販のやつがめっちゃ効きました」

「何てやつ？」

「あー、もってきました。カトー製薬のこれです」

彼が見せた薬の空き箱は、一錠にイブプロフェン（抗炎症・鎮痛・解熱剤）が２００㎎入ったタイプの鎮痛薬だった。これが効いたのか。

身体診察では、お腹は柔らかかったが圧痛はあるらしかった。全身状態は良かった。

「じつは熱も少しあったんですけど、それもよくなりました」

起き上がって衣服を直しながら、彼はそう教えてくれた。でも嘔吐や下痢は続いている。これは、急性腸炎というにはちょっとおかしいことになってきた。三週間くらい嘔吐と下痢があるのを急性腸炎とはもう呼べない。

「あのね、血液検査したいんですけど」

「それでわかるんならいいですよ」

「わかるとは言えないけど、方針は決まるかもね」

「症状が止まるんなら、やってもいいです。先生、さっきの市販薬と同じ成分のやつください」

わかった。

絶対これ、わかった。いや診断じゃなくて。この人は採血が苦手なんだ。針を刺されたりするのが嫌なんだ、きっと。以前相撲取り…それも現役の誰もが名前を知っているとある大相撲の関取は、採血しようと針を刺したら卒倒して後ろに倒れて床が壊れたことがある。けっこう見かけによらないんだよな。でも血液検査はしておきたい。

「ところで喘息の薬はいらないの？」

「いらないっす」

「採血は？」

「一回別の薬で様子みて、だめだったらします」

まぁそうしようか。でもこれは血液検査をしたほうがいい。また来たほうがいい。

「今度はいつ来れるの？」

「わかんないっす。仕事が」

「わかった」

別の制吐剤、別の整腸薬。これを10日分。あとイブプロフェンを頓服で出しておいた。

「喘息の治療くらいは、ちゃんとしたほうがいいと思うんだけどな」

彼はもう言葉にすらせず、目を細めて、細かく首を二、三回振って、あたしの提案を改めて拒んだ。

六月六日　臨時での二回目の再診

「だめっすね。変わりない」

「下痢？」

「吐くのも下痢もです。上から下から忙しいって感じです」

「血液検査は、約束だよね」

「はい」

「あ、消化器専門の先生のところに行くとかは？」

「絶対嫌です」

「何で？」

「だってどうせ胃カメラとかですよね？　あれ以前やって辛かったんで。専門医とか行くのはいいけど、カメラやると言われても俺断るから行ってもしょうがないです」

対症療法に全然反応しないのは、この消化管の病態が機能性ではないからだ。あともしCRP（炎症を調べる血液検査の一項目）が高いとか慢性炎症とかなら、炎症性腸疾患が疑わしい。

「先生、過敏なんとかっていうのは違いますか？　友達が言ってて」

「違うと思うよ。嘔吐してるし」

「お腹に関しては」

「違うと思います」

「でも過敏の薬ほしいっす」

今日はまぁ、採血をさせてもらえるってことだから、それくらいでいいかと思った。「ラモセトロン（過敏性腸症候群の薬）の2・5μgを10粒あげるから、朝とかに飲んでみたら」と雑に伝えた。

「ところで」

　とあたしは切り出して、ちょっと別のことを聞いてみた。

「そういえば、どうしてここに来たの？　医者の紹介じゃないでしょ？」

「あ…何か友達がここがいいって。すごいいい女医さんがいるって聞いて」

　自分から聞いておいて彼には大変申し訳なかったけど、その回答に大した返事もしないままベッドに寝かせた。椅子に座らせて採血したら倒れちゃうかもしれないからね…と精神的優位になるような妄想をしていた。この日は少しあたしの機嫌がよかった。

　採血しようと彼の腕を縛ると、あれ？　ちょうど穿刺部位のところに龍の…これ何だろう。爪かな。あたしは彼にここを刺しても大丈夫かと尋ねて顔を見遣ったら、すごい力でぎゅっと目を瞑《つむ》って、顔全体がしわくちゃになっていた。やっぱり針が怖かったんだ。

「別に…いいっす刺しても…」

「昔その筋の人で、採血で刺すところがちょうど蛇の目で、そこ刺しちゃった時はめちゃ怒られたんだけど大丈夫？　怒らない？」

「大丈夫です…」

　こんな立派すぎるタトゥーをしてる屈強な男がこんな細い針一本が怖いなんて。人間の脳って複雑すぎるな。あたしは男の血を吸いながらそう思った。大丈夫。君の血もちゃんと赤かったよ。

六月八日 血液検査結果(三回目の再診)

CRPは陰性だった。炎症性腸疾患ではない。好酸球がすごく高い。総白血球数1万1200/μLのうち好酸球は29%…3000個以上ある。喘息をもっているからといって、これは多いのではないか。

「どうですか先生…結果は。症状は、治んないです」

ラモセトロンも当然効かなかった。これまでの診察では威勢のよかったようにみえた彼も、今日は少ししおれている。

「内視鏡は、やっぱ嫌?」

「嫌です。絶対に嫌ですね」

イヤイヤ言う患者は、基本医者からはやりにくいと思われがちだ。たぶんきっと患者もそれはわかるだろう。そうなると、患者は医療や病気のことなんかは知らないから、受け止めてくれる医者のところに行く。その医者がよければいいけど、「がんは放置して治せ」「アトピーは病気ではない」「病院の薬を飲むなんて体が弱るだけだ」とかいうやり方で受け止められた場合は、患者にとってはたまったもんじゃない。

受け止めるって何だろうか。患者の言うことを否定せず、気持ちが楽になるようなことばかり言ってあげることが、本当の優しさだろうか。患者はそれで医者に好感をもつかもしれないが、患者は病気を治しに来るんでしょうが。必要な医療行為を提案して、それをもし患者が嫌がったとしても、なんとかそれをしてもらえるように仕向けないといけない。この内幕を患者は嫌がるかもしれないけど、親切に厳しいことを言うことは必要だと思う。

この患者さんは好酸球性胃腸炎だと思うけど、内視鏡はしておきたい。このままだと確定診断ではないし、かなり不確かというか、状況証拠での判断になってしまう。それは彼に説明はした。

「先生、じゃあ先生の思う通りに治療してみてください。大丈夫です、責めたりしないんで」

結局こういうケースばかり、あたしのところに来るんだよな。内視鏡が嫌なら、ここではみられないのでほかへ行ってくださいっていう医者は、けっこういるはず。仕方ないと思った。思ったので、ステロイドで治療してみることにした。確定診断は、あきらめた。

「で、いつ来れるの次」

「あ…ちょっと今日わかんないっす」

ちょっと。これには呆れつつ、仕方がないのは今に始まったことではないので説明を続けた。

「わかった。今日出す薬を、一日6粒飲むのを一週間続けて。それで、その次は4粒ね。それをじゃあ、10日分出しておくから二週間以内には来て頂戴」

プレドニゾロン(代表的なステロイド製剤)を使ってステロイド治療をすることにした。30㎎の反応をみてみよう。

六月十八日　四回目の再診

10日後、彼はやって来た。お願い通り、二週間以内に彼は来た。何て言うだろうか。

「かなりいいっす。腸はかなりいい。咳がだめっすね」

「咳かよ」とつい言ってしまった。

「じつは4錠にしたら少し悪くなった気がして、また6錠にしたりしてました。そろそろ、ちゃんと4錠にできそうです。すごくいいので」

なるほど。こういう野生派っている。

「よかった。咳だけど、そっちも診てあげようか?」

「お願いします」

ちょっと笑ってしまった。何だよ。咳のほうはいいって言っていたじゃないか。ステロイドを使ったのに咳があまり良くないっていうのは、喘息もやっぱり悪いんだなと思った。今は吸入薬をしてないらしい。嘔吐が辛すぎてやめてしまったとのことだった。そりゃそうだよね。吐くわ下痢するわで辛すぎたわけだから、無理もない。でも吸入やめてしまったら喘息も悪化するから。さらに体がもっと辛くなって。

何かを治す時は全部良くしないとダメで、悪化する時は全部悪くなる。これは当然のこと。専門医が、自分の専門の病気を治すのは得意だけど、その人全体を良くするのは不得意なのは、これも当然なんだよね。でもこういうことは、最近批判の的にされる。

「病気ではなく人間を診ろ」

あたしはこういう風潮は嫌い。病気も診れないような医者が人間を診れるのかって話よ。全人的医療とかって言葉をもち出す人にろくな人はいない。崇高な何かをもち出す人は、その崇高な何かをもち出す自分、というのをまわりに感じさせるのが得意だから、要するに自己愛が強いんだよね。まぁそれだけならいいんだけど、けっこうパーソナリティ傾向が顕著だったり何かそういうのが発露しちゃったりする人が多い。口も上手だし。

とりあえず吸入薬をちゃんとやるように言って、こちらからはモンテルカスト（気管支喘息、アレルギー性鼻炎に用いられる薬）10㎎分1（一日一回）を追加した。プレドニゾロンは、あと一週は4錠（＝20㎎）、その次の二週は2錠（＝10㎎）にしてもらって…あとはできればまた来てもらって考えよう。診断は好酸球性胃腸炎でよさそうだと思った。

翌年十一月十三日　一年五ヶ月ぶりの五回目の再診

あのタトゥーマンが、かなり久々にまたやって来た。あのあと来なくなってしまっていたの。

「またおんなじようになっちゃいました。嘔吐と下痢です。喘息も出てて、夜寝れないっす」

「そういえば去年、あのあとどうだったの？」

「プレドニン（プレドニゾロンを主成分とする薬剤）ですごくよくなりました」

聞けば、今回の症状もひどかったと。嘔吐、下痢、腹痛、喘息発作、あと蕁麻疹もたまに。

「またプレドニンで治療しようか。あとね、アレルギーの薬も一日一回だから頑張って飲もう。しばらくずっと飲んだほうがいいよ」

「そうっすね。そうします。ステロイドはありがたいっす」

プレドニゾロンは同じように。あとモンテルカストとセチリジン（アレルギー反応を抑える薬）を一ヶ月分処方した。日付の予約はやっぱり取っていかなかったけど。

十二月十二日　六回目の再診

「あのあとから、かなりいいですね、やっぱり」

「ステロイドも、合計4週くらいになるか。やめれそうかな？」

「1錠にしたりやめたり、いろいろやってみます。ステロイドですけど、また悪くなるといけないので、念のため多めにください」

この日は忙しくて、あまり彼とは話さなかったな。でも何だろう、何となく打ち解けたのか、力が抜けたのか。予約は取らないけど、また来るような気がした。二ヶ月分の同じ処方をして、今日は終了。

二月七日　七回目の再診

「あれ、ぴったり二ヶ月後に来たね」

「ですね。薬がもうなくなりそうだったんで」

　すごくいい。特に体調は悪くはならなかった。また二ヶ月分同じ処方で。

四月三日　八回目の再診

「たまに気管が詰まる感じがあるけど、大丈夫です。薬なくなりそうです」

　彼はまた、ちゃんと二ヶ月でやって来た。

もう見慣れてきたあの首・手首・足首まで広がっているタトゥーの男は、何というか、ただの穏やかなお兄さんになってしまっている。三ヶ月分の処方にした。

七月三日　九回目の再診

　また彼は処方日数とぴったりのタイミングで再診してくれた。

「六月はちょっと咳っぽかったけど、腸とか全然大丈夫です」

　特に話が盛り上がったりすることもない。何か振り返るような会話もない。

検査は嫌だと言ってごね、あの刺青のなりだから、彼はきっと、どこの医療機関も受けとめられなかったと思うな。あの臆病者は、きっとそういう医者の提案するどんな検査も受けなかっただろうし。

　医者って、医療って、何が正しいとかって、わからないことってあるよね。それぞれの医者は真面目に、むしろ誠実に自分が正しいと思っていることをしようとしている。それはまちがいない。でも「正しさ」っていうのはいつも曖昧だ。彼との日記も、今日で閉じよう。

ありがとう。

◇あたしのためのまとめ◇

この症例は、内視鏡所見の情報すらない状況で好酸球性胃腸炎を臨床的に診断したものだ。抗アレルギー薬だけで、あまり頻回に再発せずに、その後経過している。まぁでも、きっとまた悪くなってやってくる気がする。

日記には書かなかったけど、十一月に久々一年半近くぶりに再増悪で受診した時に、じつは採血をしていた。その時、好酸球は上がっていなかった。もちろんプレドニゾロンは飲んでいない状態だった。つまり、これは推測にはなるけど、末梢血には好酸球はいないが組織には好酸球がいるということなんだろうと思った。こういう時は、抗ＩＬ-５抗体のメポリズマブじゃなくて、抗ＩＬ-５受容体抗体のベンラリズマブのほうがいいって、この前行った研究会で聞いた。また復習しておかないといけない。ステロイドが効かなくなった時のために。

患者さんの安心って何だろうか。例えば気管支喘息は、慢性疾患だから定期的に通院して治療を継続しないといけない。定期的に医療機関に来る。これってけっこう、尋常じゃないことだと思う。いや、そう思わないといけない。
ではどうすれば、また来てくれるのか。それはもう、医療機関が心地良いところじゃないといけない。心地良くするには…。

さすがにこれに対する答えはまだわからない。ただ、昔とあるアレルギーを専門とする呼吸器内科医の先生の外来診療を見学したことがある。盗み聞きしたことがある。午前中ずっと。その男性の先生は、普段は気難しくて、およそ誰に対してもきつかった。研修医には苛烈だったし、何というか無愛想だし、他の科の医師の判断に対しても、よく露骨に厳しく責めていた。

しかし実際のその先生の外来診療はじつに意外だった。とにかく、患者さんに優しかった。吸入を忘れてしまうとか、うまく吸えていないとか、タバコをやめられないとか、そんなことに対しても「そうかぁ」と温かかった。普段のその先生の態度・言動だけみていたら、この優しさは想像もつかないことだった。結局午前中、全員の患者さんに同じ感じの接し方だったことを覚えてる。

あまりこういう解釈は好きではないけど、あの先生の普段のとっつきにくいぶっきらぼうさは、この時のためにあるのかもしれない。だとすれば、これはすごいことだ。定期的に管理されたほうが良い病気というのがあって、それを専門にみる医師の中にある「職人性」の凝縮が、外来診察室でのあの優しさになっているのかもしれないと思った。

あたしの診察日記・エピソード3

51歳女性
「この手の話」

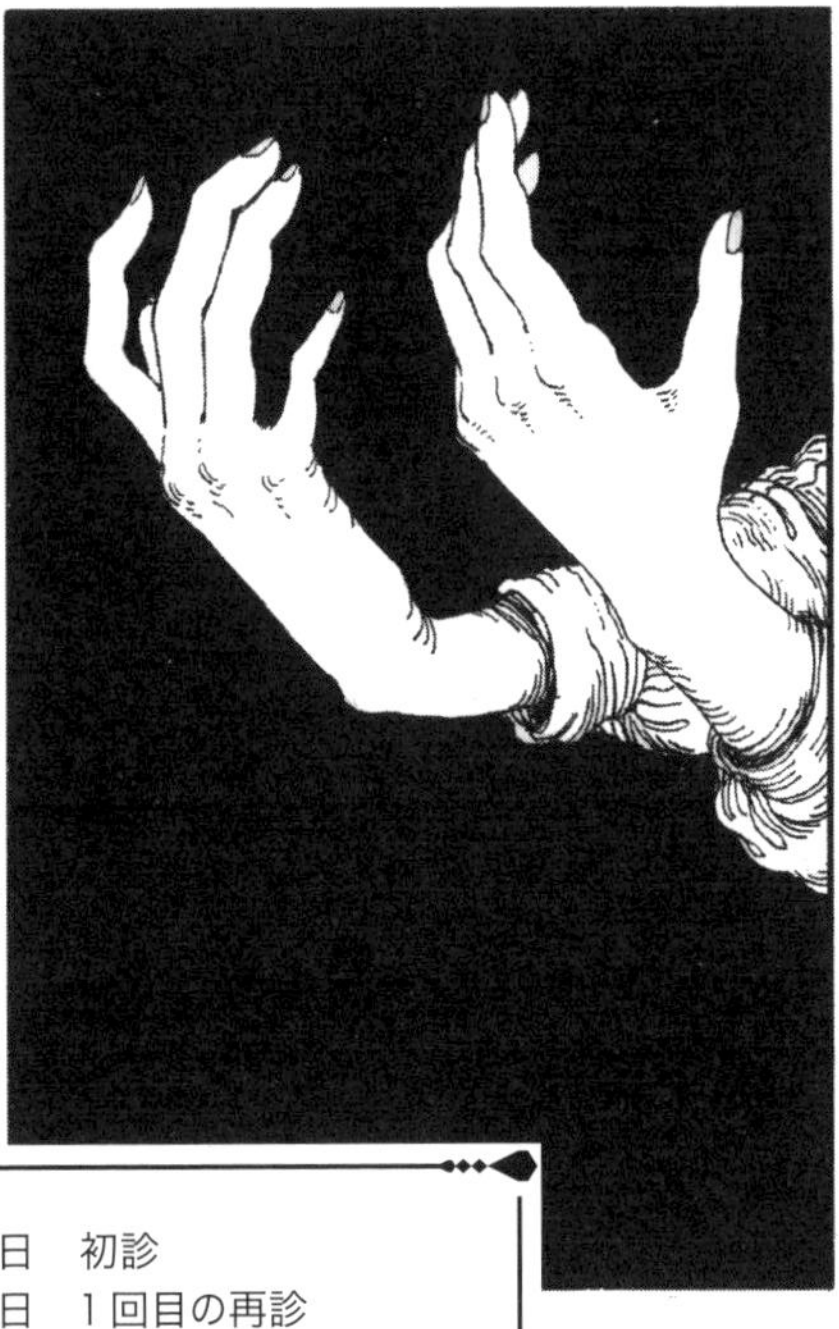

- 9月17日　初診
- 9月24日　1回目の再診
- 10月14日　2回目の再診
- 11月1日　3回目の再診
- 11月11日　4回目の再診
- 11月25日　5回目の再診
- 12月16日　6回目の再診
- 1月20日　7回目の再診
- 2月24日　8回目の再診
- 3月25日　9回目の再診
- 4月22日　10回目の再診
- 6月22日　11回目の再診

九月十七日　初診

　そのご婦人は、表情は悪くなかった。明るくあたしに初めましての挨拶をしてきた。

「おはようございます。よろしくお願いします」

　紹介状の内容は、とある婦人科クリニックからのものだった。8月になって手の指がこわばって、痛くなって、動かないというものだった。本人はリウマチや膠原病を心配しているという。

　彼女はまず整形外科に行った。リウマチが心配だったからだ。が、そこで調べられて「更年期だ」とされて、婦人科に行けと言われたらしい。そこで患者さんはその通り婦人科に行った。あたしは、この人は人がよすぎるなと思った。婦人科ではやっぱり内科に行きなさいと言われて紹介状を書いてくれて、総合病院の内科に、その通り行った。

　そこでは丁寧に診てもらったそうだ。特に不満げな表情はしていない。結論は、手の「overuse（酷使）」だろうという診立てだった。そこで紹介元の婦人科に戻って話し合った結果、あたしのところへ…という経緯だった。そうね、リウマチ膠原病。

「もうちょっとお話聞かせて」

　あたしが促すと、この女性は割とハキハキ説明し出した。また説明するのか、面倒くさいなぁという態度を露骨にとる患者もいるが、彼女は違った。年齢よりもやや子供っぽく、何というか、無邪気だった。小学生が家に帰ってきて、母親に今日学校であったことを夢中で話すような話し方だった。

「3年前からトライアスロン始めたんですよ。娘にはそんなのやめなさいって言われたんですけどね。はまってしまって」

「どういうふうにトレーニングしているんですか？」

「私はバイク中心です。自転車ですね」

「はぁ」

やっぱり楽しそうに話す。

「お仕事は？」

「弁当屋です。といっても、1個ずつつくる町の弁当屋じゃなくて、たくさん発注受けて出すやつですね。企業とか団体向けというか。おかずなんかを細かく盛りつける作業なんですが、あれがもうできなくなりました」

「そうなんですね」

紹介状には、「手が動かなくなり、書字困難など生活の困難度が高いためさらなる精査加療を望んでいる」とある。書字困難？

まぁなんだかよくわからないけど、このご婦人の言っていることや様子も、なんだかまだよくわからない。

そんなアクティブに仕事や趣味をしていて、そして、書字困難？　指が動かない？　また何か難題な気がする。今日は初診。特に薬は望んでおらず、精査をし切っておきたいという希望がみて取れた。膠原病などを含めた細かい項目を拾い、血液検査をして今日は終わり。

九月二十四日　一回目の再診　血液検査の結果説明

血液検査は、すべて陰性の結果だった。つまり、リウマチも膠原病も、とにかく何にもないということになった。

「〇〇も否定できない」っていう言い方を医者はするけど、本音では、「ないものはないんだよね」という場面は意外と多いものだ。今回もそれだ。

「自転車のブレーキが握れないんですよ…」

診察室へ入ってくる時ははきはきと挨拶をしてくれたが、これを言う時は少しさみしそうな顔をした。

「今は何が困りますか？　生活で」

「仕事ですね。限られた作業しかできなくて」

「どうですか？　手の状態は」

その質問を待っていたかのように、両手をあたしの前へすっと差し出してきた。


…この手だ。


「今までもらった薬も効かないんですか？」

「はい。ロキソニン（鎮痛・抗炎症・解熱剤）3回飲んでも効かないし、リリカ（神経障害性疼痛などに処方される薬）も効かなかったです」

「そうですか」

「あっ、でもゲルの薬は効きました。鎮痛の外用薬。一生懸命塗ってます。あ、あと、一度プレドニン（プレドニゾロンを主成分とする薬剤）っていうのも飲みました。ス

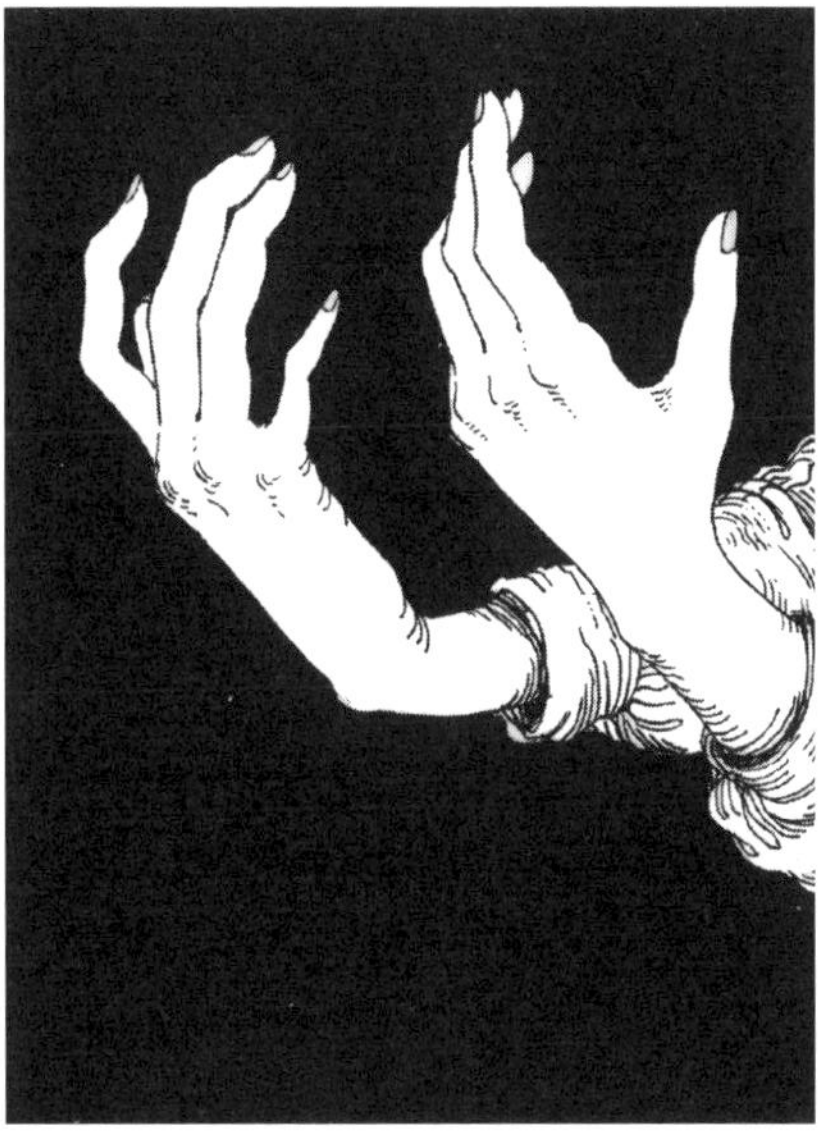

テロイドですよね」

じつは別の整形外科にも行っていて、そこでステロイドも試されたことがあるらしい。効果は実感できなかったと。

「朝にこわばって、入浴でやわらぎます。朝にこわばるのって、リウマチではないんですか？」

確かにそうだけど、朝にこわばる原因はリウマチだけではない。

この人の手。手のあのみせ方。

ただ、指をよくみると少し浮腫様にみえなくもなかった。滑膜の腫脹はなかった。これは確かにない。腱鞘の圧痛もない。言われてみたらわずかにむくみっぽくはある、という程度だ。あるとしたら、強皮症の浮腫期なのかなと思った。あたしは、あまり思慮なく手の造影MRIをオーダーした。こういう後ろ向きな理由で検査ってやっちゃいけないんだよね、ほんとは。

十月十四日　二回目の再診　手のMRI検査のあと

このご婦人はこの日の午前中にMRIを撮ってきて、その足でこちらへやってきた。当然

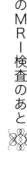

ＭＲＩのデータを持参して。画像では特に異常がなく「正常」だった。

ところで指の皮膚は、そういう目でみると「つるっと」している。ただし硬化はない。

「ＭＲＩ、どうですか？」

「診断がつくような結果ではなかったですね」

「リウマチはどうですか？　ＭＲＩ検査をしてくださった係の方が、こういう検査はリウマチ疑いの人がやるんだよとおっしゃってました」

余計なことを言うなぁ。

「リウマチではないんですよ」

「でもリウマチなら治療があるんですよね」

「ありますけど」

「それならその治療をしてみてください！」

まぁここで大概の医者が断るよね。あたしは、「じゃあやってみる？」って言ってしまったじゃないか。

メトトレキサート（関節リウマチの標準治療薬）８㎎分２（一回４㎎、一日二回）、週に一日。これで治療してみることにした。

十一月一日 三回目の再診

「どうですか?」

「変わらないですね」

手指はやっぱり皮膚硬化はないし、そもそも関節腫脹もない。

「今って症状はどんな感じなんですか?」

例の手。例の手をしながら、

「うーん、痛いですよね。痛くて自由がきかない」

「痛い?」

正直あたしは、本当に痛いのかなって思った。でも痛いと言っているのだから、それを否定してはいけない。「この手」の表情をみると、なんだか生気がない感じがしたので血流障害なのかなと思った。根拠はない。この時のあたしのことを今思い出すと、人間がサボテンをみつめる時の眼差しとそう変わらないと思った。ところでサボテンって、こちらをみつめ返してるよね。

NSAID（非ステロイド性抗炎症薬）の定時内服と、よくわからないけれど桂枝茯苓丸《けいしぶくりょうがん》（血行を改善する冷えやのぼせの薬）を処方した。メトトレキサートは、いずれやめることになると思うけど、とりあえず同じ内容で処方しておいた。二週間より先でもいいなと思っていたら、患者が10日後を指定してきた。

十一月十一日 四回目の再診

「変わらないですね」

と即座に言った。続けて、仕事ができないのが辛いとまっすぐに言った。でも、職場からは仕事は無理するなと言われているらしい。

彼女は「例の手」をしながら、あたしに話しかける。

あたしは彼女に、仕事に関しては、手が動かせないなら動かせないなりに、少しでも動かしていいと励ました。これまでの検査結果はすべて安心できるものだし、メトトレキサートが効いていないことからすると、やっぱりリウマチではないのでは、ということは伝えた。

あたしは安心している。動かせるはずだ。そう伝えてみた。

「でもこれだと仕事が…あと自転車も乗れない」

彼女は自分の両手を顔に少し近づけ、右手、左手、右手、と交互にみつめながらそう話した。

「薬も少し整頓しますね」

「いえ、同じのください。予約も二週後で。でも、先生が安心してくれて、私も安心しました」

この発言の真意は正直よくわからなかった。

十一月二十五日　五回目の再診

「先生の言う通り、あれから動かすようにしていました。そうしたら手首も痛くなっちゃって、肘の動きに悪影響が出ました」

一応、笑顔ではある。

あたしは、なんだかよくわからなくなってきた。問題点は「手の疼痛」ということらしい。患者はまた「あの手」をしている。

「前は菜箸をもてなかったけど、慣れてきたのでなんとか。あと車の運転もできます」

運転できるの？　その手で？

あたしはそう思ってしまった。ただ、あたしはその気持ちをそのまま呑み込んだ。咀嚼せずに。

「痛くなっちゃったけど、それでいいから動かしていましょう」と言ってみた。それが正解かはわからない。でも少しずつ、良くなっている気がする。次の予約は本人が三週間後を希望した。

十二月十六日　六回目の再診

「だいぶ症状は気にならず、やることはやっています。痛み止めの飲み薬と塗り薬、漢方は続けたいです」

言葉の内容は明るいが、好調であるとは言わない。今年最後の診察ということだからか、「先生もお体気をつけて」と言ってくれた。処方は同じ。予約は、「一ヶ月後でいいです」

吹っ切れてきたのかな。

一月二十日　七回目の再診

「変形が進んだような気がする。また整形外科にかかってみたいです」

「変形って、指？」

「はい。あと診断書もほしいです。仕事がまだできなくて。身内は焦らなくていいって言ってくれてます」

「仕事まだできないんだねぇ」

睡眠、食事は問題ない。散歩などは一日おきくらいでできている。できているのだ。ただ何か、何となく力が抜けてしまう。あたしがね。

整形外科への紹介はいいだろう。リハビリなどのヒントがもらえればと思う。

「信頼できる手の外科の先生を知ってるので紹介状書きますね。また結果を教えてください」

女性は、変形のことをあたしにしゃべりながら今日も「あの手」をしているけど、笑顔も多い。処方は同じ。

二月二十四日　八回目の再診　手の外科の受診のあと

「整形外科はどうでした？」

「よく診てもらいました。リハビリをしようということになって、早速やってみました」

「いいじゃないですか。どう？」

「握力が10とかしかなかったです…右が11kg、左が12kgでした」

彼女は紹介状の返事をもってきていた。封を自分で開けた形跡はない。

「手のレントゲンを撮ったんですね」

「そうなんです」

レントゲンでは割とはっきりした骨萎縮。局所所見は、PIP（近位指節間）関節の拘縮あり。痛みは拘縮によるものがメインだろうとのこと。処方は「リハビリ」と。

彼女に安堵の表情がみられた。

「痛み止めなしでやってみます」

「血行促進しようとしてたのは、合理的だったんだね」

「そうなんです。漢方は続けていいよって整形外科の先生も言ってました」

リハビリ。

そうだよ。あたしも最初からそうしてたよ。でも、専門医が処方するリハビリ箋とは違うのか。何もしていないのに、彼女は何が変わったのだろう。何もしていないってことはないのかな、彼女としては。

医者は何もしていないと思っているのに患者さんは何かしてもらっている感覚でいる、というのは、これってすごいことかもしれない。ある種の「境地」だよね。すごい観点に気づけたかもしれない。

処方薬はとうとう桂枝茯苓丸だけになった。

三月二十五日　九回目の再診

「週3でリハビリしてます」

とても調子が出てきたらしい。靴紐を結び、牛乳パックを開けることなどもできて、家事なら95%はできると言った。リハビリの報告書も届いていた。強いグリップ時の疼痛は残るも可動域が改善してきていると。処方は桂枝茯苓丸のみで予約は四週後。

四月二十二日　十回目の再診

患者さんは、「四月から勤務しています」と言った。

「時短ですけど」

うれしそうに仕事のことを話す。予約と処方はどちらも継続を希望。桂枝茯苓丸を二ヶ月分。

「仕事の予定とかもどうなるかわからないので二ヶ月後にしておきます」

年齢よりも子供っぽくみえるこの女性は、いつも診察室の去り際に、あたしの体調を労ってくれる。なかなかできることじゃないよな。そういえばもう「あの手」をしない。

六月二十二日 十一回目の再診

「そういえば先週でリハビリはいったん終わったんですよ。握力が右左ともに倍になってました！」

「勤務もできてるしね」

「家でのリハビリを教わりました。ぎゅっと握るとまだ指とか甲が痛いですね」

結局、変形性手指関節症としか言いようがないのか。痛いという点では、そう呼ぶほかない。しかし関節の変形はない。

「自転車も乗れて、もうランとかもしてます」

彼女のあの手は何を言おうとしていたのか。医療者に、あたしに、何かを言おうとしていたのか。よくわからないけど、もうかなり良くなってしまったようだ。彼女との日記も、今日で閉じよう。ありがとう。

ている。

◇あたしのためのまとめ◇

この患者は、その後も仕事が継続でき、趣味のトライアスロンを楽しむまでになっている。

さて、彼女が手を動かせなくなったのは、どういうわけだろうか。正直、桂枝茯苓丸以外は有効だと思えた治療はなく、またリハビリを行っただけである。少なくとも、器質的な神経障害がなかったということは明白であろう。しかし患者は、指を、手を、動かせなくなった。あのような「手」をして。

完全に個人的な感想に近いものになるが、あのような手をする患者というのは、いる。少し変法だが似た内容でこういう患者もいる。患者が医者に何か物をもってみせて、それをすとんと落とす仕草をしてみせたり、実際に簡単に実演をしてくれたり。そういうことを診察室で教えてくれる患者がいるのだ。これを「演技的だ」と評価する医師は多い。しかし「演技」としてしまうと、それは明白な作為とともにその動作をしていることになるというニュアンスがたぶんに入る。これは医師の恣意性があまりに強すぎる。
あたしは「あの手」のこと、手というかああいう手指の肢位を「conversion 位」と呼んでる。これはあたしの中だけの表現。本当は、80年代に流行ったドラマ『スチュワーデス物語』に登場する、主人公の恋敵の新藤真理子の義手の手のイメージなので、「真理子の義手サイン」とでも呼びたいくらいである。

「手が動かない」という本来なら一大事な状況に、その状況に見合わない「無関心さ」が何とはなしに感じ取れてしまう。これを「満ち足りた無関心（belle indifference）」と呼ぶことがある。こちらは一応、精神医学・心理学用語としていいと思う。そして今回の患者でもそれが見られたように思った。

通常、転換症状（ストレスなどの要因が身体症状として転換されること）が生じる部位というのは、体幹を支える部分、すなわち下肢や上肢といった大きな部位、あるいは声や目のような繊細で重要な感覚器といった部位などに関連する症状のことが多い。今回のように「手の指が動かせなくなった」というのは、場所的に少し異例なことだなと思った。

ただ、指のような小さな部位とはいえ転換症的に動かせない状態が続けば、廃用が進んだ状態になってしまうわけで、今回のように「指に特化した拘縮」をきたしてしまうほどになるのかもしれない。よって今回の真相は、「手指の転換症↓拘縮↓疼痛」の順序だったのではないだろうか。もちろん確証はとれない。

実際に本当に転換症だったとして。この患者は「手指を動かすのが困難だ」という転換症を起こすことで、何を言いたかったのだろうか。何の辛さの転換だったのだろうか。あたしはここにあえて踏み込まなかった。もし、聞いてしまっていたら、細かく確かめようとしてしまっていたら、この患者の指はまた動かなくなってしまうような気がしたから。

あたしの診察日記・エピソード4

68歳女性

「あしが動かないということ」

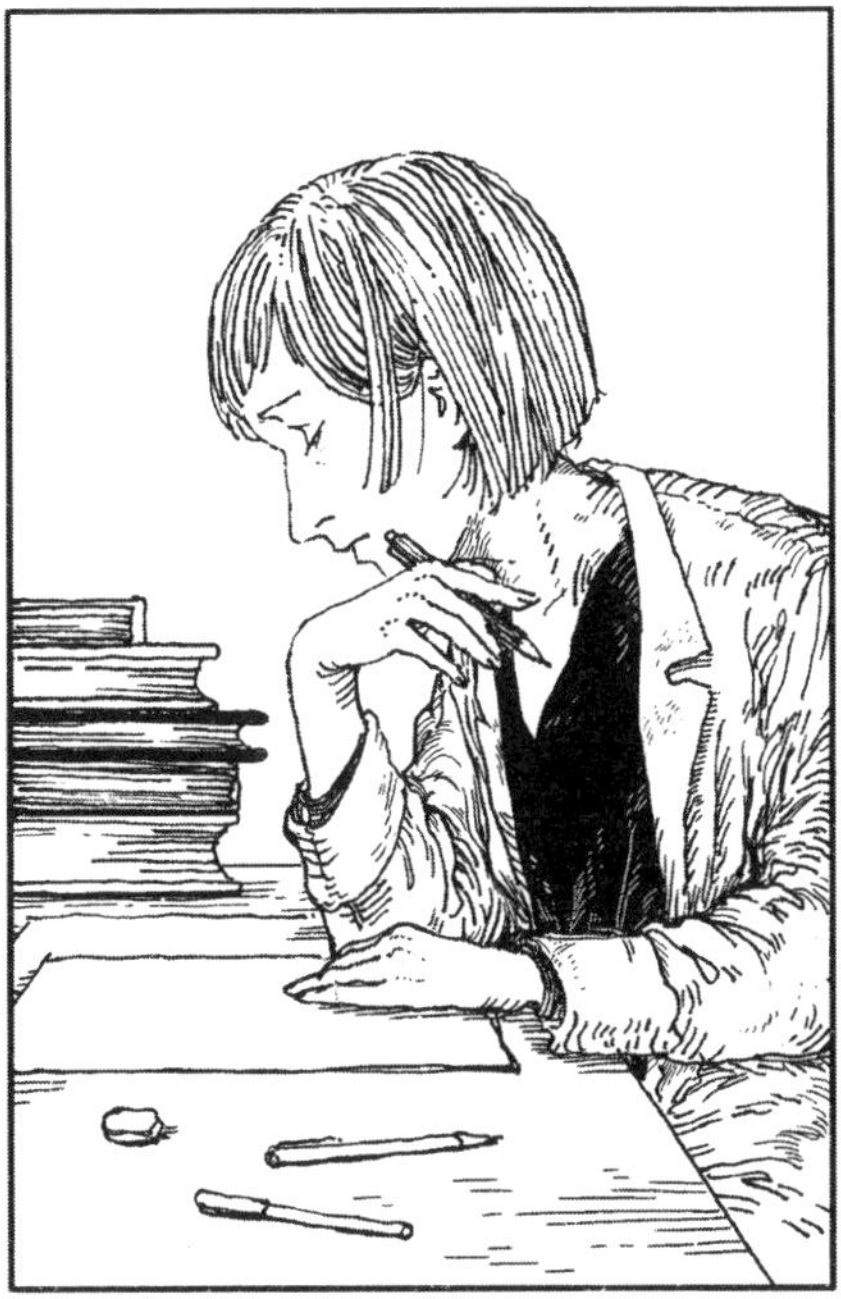

- 5月14日　初診
- 5月23日　1回目の再診
- 6月20日　2回目の再診
- 7月25日　3回目の再診
- 9月19日　4回目の再診
- 11月28日　5回目の再診
- 1月30日　6回目の再診

　　～
- 6月22日　11回目の再診

五月十四日　初診

　ごく普通の、年齢相応のご婦人。こう言うほかないと思った。何と言うか、そういう女性がやってきた。

　主訴は「右あしが動かない」。杖も何もなし、普通の足取りで診察室に入ってきた。表情に特におかしなところはない。挨拶も普通にして、適度に目線も合う。服装も…これは人によっては嫌な評価かもしれないが、いたって「普通」だった。もっている時計、鞄、履いている靴。全部、年齢に合った普通のものだった。声のトーン、しゃべり方も普通。お勤めをしていると言ったが、

「いいえ、ごく普通の事務仕事です。平日の日中働くだけです。人間関係も悪くないです」

　彼女はこれを穏やかに、ゆっくり、嫌味なく言った。たまに少し目線を下に遣り、申し訳なさそうな口調になる。

　彼女は去年の冬から、歩行が不良であるそうだ。右下肢が動かないというのが訴えだった。

「初めはどうだったんですか？」

「立っていて、風が吹くと、フワッと左側に傾くんです」

「えっ？」

あたしは思わず左右を聞き直し、状況を再確認してしまった。彼女は左と言った。右下肢の運びが悪いと言っていて、右側に傾くなら何となくわかるけど…。

「とにかく力が入らないという感覚です。去年からですね」

最初は近くの病院に行った。頭部だと思うがMRIを撮ったらしく正常だったらしい。次に、娘に勧められて、仙台の有名な総合診療科を受診した。そこでは79項目の血液検査をしたらしい。79？　画像検査はせず、あとは問診と診察のみと。

「神経内科にもかかりました。パーキンソンが心配だったんです」

「そうだったんですね」

「でも末梢神経の問題だろうと言われて、メチコバール（ビタミンB12を補い、末梢神経痛やしびれを改善する薬）出されました。効かないです」

「そうですか。最初と比べて今はどうですか？　もう半年以上はたっていますね」

「変わらないです。全く」

「少しも？」

「いっさい変わりません」

「できなくなったこととかあるんですか？」

「ある程度は、できるんですよね…」

「仕事もやっていますもんね」

「はい。けっこう入れてます。無理してるのかな」

診察をすると、右下肢の筋力は保たれていて、低下はしていない。筋萎縮もない。あくまで自覚的な下肢脱力だ。ざっと神経所見をとっても、神経学的異常はない。病歴でも、神経障害を示唆するエピソードがない。

こうなると。

と思って彼女の顔を両目ですっと見直してしまった。転換症。やはりこれを考えてしまう。

「先生」

「あ、何でしょう」

少しだけ不意を突かれてしまった。

「脳のＭＲＩを撮ってみたいのですが」

「あぁ、でももう撮ったでしょう?」

「あれは、頚椎だったか腰椎だったか。脊髄のでした」

「そうなんですね。じゃあ撮りましょう。この紙をもって行って頂戴」

こういう、膠着しちゃいそうな時は、一見意味のないような検査でも、良かったりするんだよね。でもこれ、どういう治療をしていいのかわからないな。

五月二十三日　一回目の再診

ＭＲＩは、正常だった。神経系として、特に異常がないということになる。

「何か病気はないんでしょうか」

転換性障害はこの前よぎった。でもこのご婦人は、うまく言えないけど、この右脚が動かないことをそれなりに困りごとにしている。少なくともあっけらかんとはしていない。かといって、いわゆる心配症だとか、抑うつ傾向にあるとか、強迫的であるとか、そういうのでもなかった。

どうなんだろう。わからない。

確かにまだ二回目の受診だけれど、初期のこの「わからなさ」は自分的には良くない脈なんだよね。あたしは、何かこう、この場を状況を変えさせる必要があると思った。何というか介入をしなきゃいけないと思った。

でも名案はわかなかった。

薄く、薄く。今日は「物（処方）」として何かを残しつつ、関わりはあえて薄くして診察はすぐに切り上げ、あっさりした余韻を残すことにした。ジェイゾロフト（選択的セロトニン再取り込み阻害薬〈ＳＳＲＩ〉の一つ。パニック障害などに使われる薬）12・5㎎を分1（一日一回）で処方した。

六月二十日 二回目の再診

特に変わらないということはわかり切っていたので、薬の効果の話はほとんどしなかった。

「勤め先は品川です。朝に調子悪いってことはないです。家から最寄りの駅まで行くのとかは大丈夫です」

確かに、この何度かの診察で歩容には問題ないことはわかっている。この点は、主訴である「あしが動かない」ということと決定的に矛盾する。

「どうなんでしょうかねぇ」

あたしは思わず「困った」という雰囲気を出してしまった。すると患者さんが言葉を継いでくれた。

「横断歩道とかあるじゃないですか」

「はい」

「赤信号で待ってますよね。そうしてるとふるえる感じになってしまって」

「ふるえる？　その右脚が？」

「はい。ですけど横断歩道は渡れます。これが困ってしまって」

意識してると右下肢がふるえる？　でも横断歩道は渡れる。やっぱり転換症的だと思った。ジェイゾロフトは飲めているらしく25㎎へアップ。

七月二十五日　三回目の再診

「先生、暑くなりましたね。文字通り踏ん張りがきかない感じです」

「そうですか。そういえば、何か嫌なこととかあったんですか？　症状出始めた時」

「そういえば心当たりあります。そういうのもあるんですかね」

「そうですか」

ここで、「それは何ですか？」と訊かないのがあたしのやり口なのかもしれない。いや、ちょっと違うな。ほんとは訊きたい。でも訊けない性質《たち》なんだと思う。

「そんなこともあるかもしれないですね」

振り返って機を逸したのだとしたら、かなりのミスだ。

「先生、あの、座っていてもなるんです」

「あしですか?」

「座っている最中にきかなくなるというか、ふるえるというか」

「そうなったら、放っておくとよくなるんですか?」

「逆です。あしを意識するじゃないですか。それでまずいと思ってあしを床につけますよね。そうすると、なります」

うーん。わからないな。わからないけど「逆です」と即答したことだけが気になった。でも転換症疑いとするしかないよなぁと思った。決定打がない。打? 待って、これは野球だったら打者なのか? それは違うな。ちょっと変化球を投げることを思いついた。緩急をつけることを閃いた。ちょうど先日、メジャーリーグ・カブスのダルビッシュ投手が高速チェンジアップで三振をとった動画を観た。チェンジアップっていう球種をあたしはその時初めて知ったのだけど、ここはチェンジアップがいい。チェンジアップみたいなことはあたしも日頃たまにやる。今回は次回受診日をちょっと先にしよう。処方は同じにして二ヶ月後。緩急つけてどうなるか。困って臨時受診するだろうか。

九月十九日　四回目の再診

患者は予定通りに来た。困り果ててはいない様子である。

「歩く時はいいというのは、体がぐらつくことへの一種の恐怖かもしれませんね」

今日は思ったことを言ってみた。これは恐怖性姿勢性めまい（phobic postural vertigo; PPV）を考慮してのこと。ただ、これは矛盾も多い。

まずＳＳＲＩが効いていない。あとは、そもそもＰＰＶは「姿勢保持」を問題にしている概念だ。このご婦人のように、片側の下肢の動きの悪さを問題にするような話ではない。

が、一致する面もある。例えば歩き出して、横断歩道を渡るような時に改善しているという点だ。ＰＰＶの患者では、あたしの場合、治療の一つとしてリハビリをさせる。どういうリハビリかというと、陸上のトラックを思い出してもらう。１００ｍ走のレーンでもいい。ああいうレーンの中をまっすぐ前へ歩いたり走ったりする感覚で進んでごらん、と言ってみる。勢いをつけて歩く感覚をもってもらって、自分の体を前へ移動させることに慣れてもらう。ちょうど横断歩道の白いラインが、陸上のレーンみたいだ。だから横断歩道は安定するのかもしれない。

「運動してみましょう。慣れるというか。一輪車に乗れない状態から、乗れるように練習するような感覚です。技術習得と一緒です」

「そうですね。運動してみます」

彼女は、淡々とそう答えた。特に不審がる言い方でもない。淡々すぎる気がした。次回の受診はもっと間隔をあけてみる。リハビリの試行ができているかどうか。

十一月二十八日 五回目の再診

「歩いています」

歩ける。立ってはいられる。

「寝ている時はどうですか?」

「ふるえません」

今、このご婦人は「ふるえません」と確かに言った。無意識に最初にそう言った。ふるえることを問題視しているの? あたしはここで急激に思考の転換が起きた。そうか。ふるえるんだ。ふるえることが最初なんだ。

「座っている時ふるえるというのは、どういうことでしたっけ。もう一度教えてくださいますか」

「座っている状態から立つ時ですね。立とうとする時。それで力が入らないんです」

「じゃ座っている時でも、脚に力が入ってない時はいいんですね？」

「そうです。だから立つ時には、十分自分で力をかけてから立つんです」

やはりそうだ。

「ちょっと立ってみてください。今」

「あ、はい。ちょっと待ってください」

ふるえている。これだ。歩行に問題がなく、立位時にのみ出現する振戦。正直ずっと知らなくて、この前仲間の勉強会で話題になった病態だ。この患者は orthostatic tremor（起立性振戦）なのではないだろうか。

急にこれが閃いた。クロナゼパム（てんかんや不随意運動に用いられる薬）を始めてみよう。ジェイゾロフトはやめる。

この患者さんは、じつは振戦が先で、それに関連するあしの不安定さ、不快などが、感覚として「あしに力が入らない」となっているのかもしれない。そういう意味では、クロナゼパムを使って振戦がなくなっても、このご婦人の主訴が全快するとは限らない。

いつでも患者は、自分の症状をうまく表現できないものだ。ここは、診断がわかったからと喜んではいけない。それをみせてはいけない。こちらが安心してはいけない。この患者はまだ安心してはいない。

リボトリール（クロナゼパムのこと）０・５㎎を寝る前。反応が待ち遠しいと思ってすぐ来てもらおうとすると、こっちの関心がすごく高い感じになってしまう。それは、ばれたくはないからね。また二ヶ月後にしよう。

一月三十日　六回目の再診

「先生、今年もよろしくお願いします」

「どうでしたか？」

ああ、自分から聞いてしまった。

「飲めました。ふるえは99・9％いいです」

「えっ」

「あとはあしの運びだけです」

診察上も振戦は消えている。触っても感じない。

あしの運びのことは、（診察者の感覚閾値以下の）振戦がまだ残っているせいかな。突拍子もない発想だけれど。

少し興奮した。ずっとわからなかった、ずっと変化がなかった症状が良くなったのだから。

「よかったですね！」

これはわざと元気に聞いてみた。

「はい…」

快活な返答はなかった。表情から察するに、「辛いのはそこじゃないんです」と言いたいのだろう。この推測は、あたしは自信がある。

でも、起立性振戦はあったのだろう。あったんだよ。きっとこの患者がそれで満足しないのはわかってる。でも、こっちはこっちの気持ちもあるんだよ。病態をみつけ出して、それで薬で治して。それはそれで、そのことは喜ばしてよね。

とりあえず、「閾値感度以下の振戦」も治してみよう。リボトリールは1・0㎎に増量した。

六月二十二日　十一回目の再診

「ちょっといい感じです、たぶん」

患者のこの言い方は、これはこの言葉の通りなのだろうと思った。「いいけれど、あしの運びはまだ」ということだろう。振り返れば、あたしはすぐに転換症にしようとしていた。あ、でも転換病態がないわけではないのだと思う。症状の始まりは、原発性に起立性振戦が起きた。その不快が皮肉にも同じ部位に転換症状を引き起こしてしまった。あたしはそう考えている。

振戦発症が加重して、下肢の運動不良というかたちに転換してしまったとみる。だから、この通院はまだ続くに違いない。診断というのは、ついてそれで終わりではない。診断は始まりだ。あれ、これはちょっとかっこつけすぎた。まぁ、ただの日記だからいいか。彼女との日記も、今日で閉じよう。ありがとう。

◇あたしのためのまとめ◇

この日記を見返すと、患者さんは最初からいろいろなヒントをくれていた。あたしがそれを読み取れてなかっただけだ。

まずは、「画像正常・神経所見なし」という罠ね。「神経内科にも受診済み」というのも罠。これがあると、どうもダメだ。専門医の承認って、何だ。

あと、患者さんは「風が吹くと、フワッと左側に傾くんです」と言っていた。これは、右下肢の起立性振戦があるのだとしたら、要するに右下肢がいうことがきかないというわけだから、瞬間瞬間で右下肢が不随意になってしまって（不必要に力が入ってしまって）、それできゅっと左側に傾いてしまった、ということではないだろうか。

あと、横断歩道で赤信号を待っているうち、脚がふるえる感じになってしまうという訴えだ。これは、この患者に右下肢の起立性振戦があるのだとしたら、歩行を停止してギュッと地面の方向に脚に力が入った時に振戦が出るということを言っているのだと思う。それでやがて赤信号が青になり渡ろうとする時にはもう振戦はなくなり、問題にはならなくなっている。患者自身も「ですけど横断歩道は渡れます」と言っている。これを、この発言を、あの時のあたしは訝《いぶか》しんでしまったのだ。

その次がひどい。患者さんは、

「あしを意識するじゃないですか。それでまずいと思ってあしを床につけますよね。そうするとなります」

とも言っていた。これは起立性振戦がわかっていれば、そりゃそうだと合点がいく。この時あたしは知らなかった。起立性振戦という病態を。わからないと、想起できない。経験だけでは、医療はできないんだよね。経験には限界があるから。

臨床医界隈では、経験に基づかない知識は、なぜだか非常に良くないものとされる。経験もないのに偉そうなこと言うな、のような風潮がある。これは絶対にある。そんなたくさん経験もしていないのに、専門外なのに、お前に何がわかる。そんな風土があるから、臨床医になって何かの専門医になったあとは、自分の専門外のことに関して、新しいことを率先して学ぼうとするということがあまりない。そして、こういうことが言葉にされることすらないように思う。

自分の専門領域は、確かに臨床医はみな、謙虚にアップデートする。しかし、他の領域やみたことない疾患について、貪欲に取り入れようとしない。その理由がおそらく無意識のうちに「今までみたことないから（だからこれからも出会わないだろう）」になってしまっている。本当は、みたことないからこそ勉強しなくてはいけないのではないだろうか。

この診療は、うまくいったのだろうか。まだわからないし、そんなのこっちが決めることじゃない。今回の日記は、何というか、本当に悶々とする。診断がわかったって何になる。あたし、患者さんの訴えも拾えていなかったし、こんなの患者さんに助けられたとしか言いようがないじゃないか。

あたしの診察日記・エピソード5

21歳女性
「お腹が痛いんだよね」

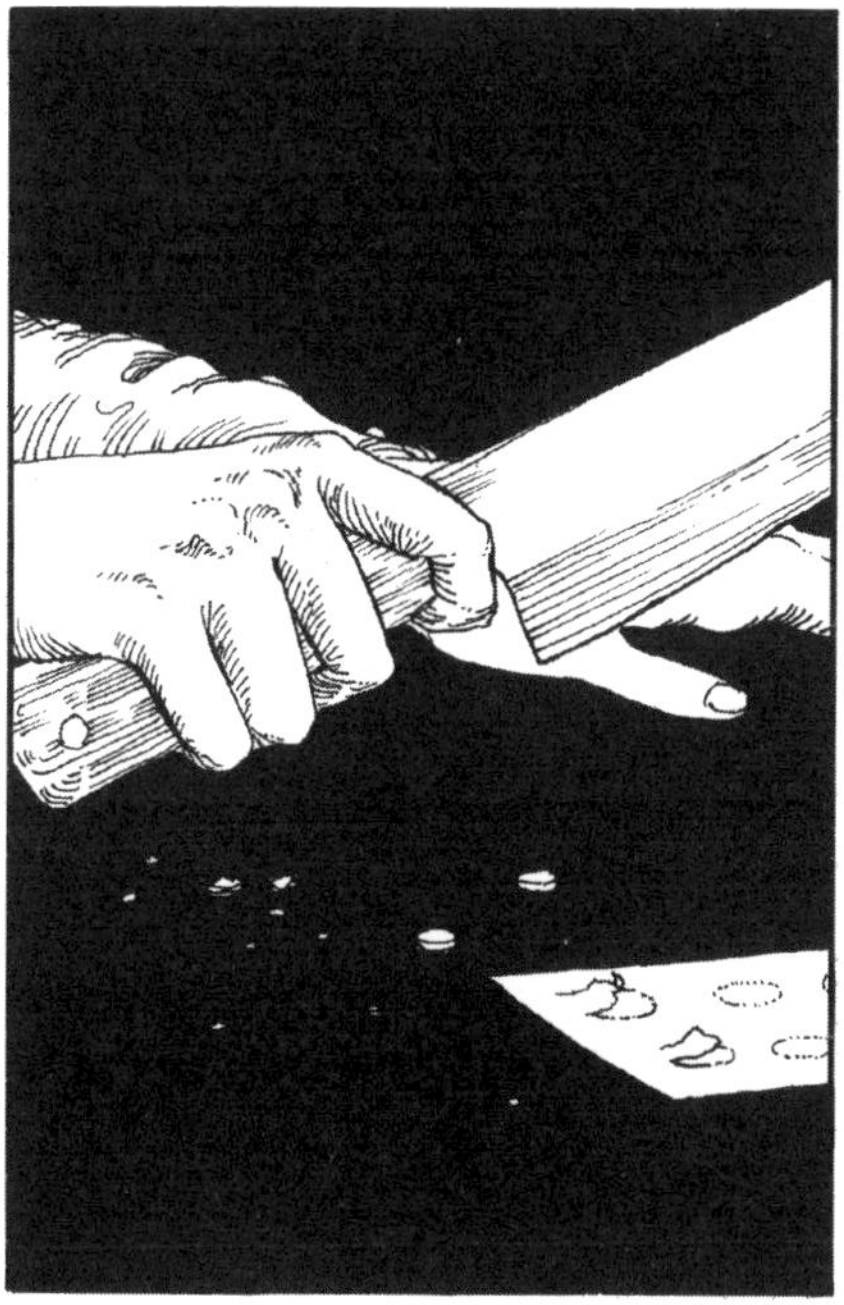

・2月28日　初診
・3月27日　1回目の再診
・4月24日　2回目の再診
・5月22日　3回目の再診
・6月19日　4回目の再診
・7月21日　5回目の再診
・8月25日　6回目の再診

二月二十八日　初診

　ごく普通の若い女性、と言いたいところだけど、すぐわかった。同業だな。

「職業は？」

「看護師です」

　まぁこれは第六感とか、勘とか、そういうのではなくて、あまり派手ではなくさっぱりした感じとか。あと、問診票に「ロキソ（ロキソニン。鎮痛・抗炎症・解熱剤）頓服しても効かない」とか書いてあって、この書き方って、やっぱり業界人だなって。

　でもまぁあたしは、相手が医療従事者でも全然気にならないほうだ。むしろ医療者のほうが悩みが多いこともある。

　この女性は、腹痛が治らないってことでやってきた。

「繰り返すんですね。けっこうたくさんいろいろかかってきた？　病院」

「はい。かなり行きました」

「今まで何て言われました？」

「過敏性って。ＩＢＳ（過敏性腸症候群）じゃないかっていわれることが多かったです。それで何回もかかると心療内科を勧められます」

「生理もきついんですっけ?」

「そうですね。月経困難症っていわれてピル飲むようにしてます。でも忘れることも多くって。そうですね、婦人科系っていわれることも多かったです」

「かなり痛いの?」

「はい」

「どれくらいで治るの?」

「一日とかかな…さっとよくなってピンピンするわけじゃないです」

「そういえば腹痛はいつから困っているんでしたっけ?」

「去年の十月くらいですかね…何かもう、もっと前だった気もします。中学生の頃とかは、お腹弱くて下痢してました、よく。高校生からは生理痛がひどくて。虫垂炎もやったんです」

「腹痛のほかは、何があるんです?」

「下痢の時が多いです。あっ、あと頭痛かな。吐き気もして、嘔吐したり」

「でもそれ、腹痛の時に必ず起こってるの?」

「あ、いや。そうでもないかな」

「はっきりしないわけだ」

「そうです」

はっきりしない。医者は、はっきりしないとすぐメンタルにする。何ですか、この風習。風習というか、醜悪な「外来しぐさ」だ。自分だけは、すべてにおいてはっきりしている人とでもいうのか。

「そっかぁ。でもそんな何回も痛かったら仕事も大変だ」

「でも本当に痛かったのって、十月からは二回くらいです」

「えっ」

確かによくわからなくなってきた。腹痛の種類が複数ある感じなのかなぁ。

「すべてが去年の十月から始まったってわけじゃないってことね？」

「そうなんです…すいません、うまく言えなくて」

いや。一個一個は、彼女はうまく言えてるんだ。でも何か数字で言うと変数が多い感じ。変数が多い関数は、どんなグラフになるか直感的にわからないし、かなり条件を与えないと解けない。

「その強烈な腹痛の時に検査できたことある？」

「ないと思います」

「そっか」

今日は、何もできないなと思った。「症状がしっかりある時に検査しようね」と言っておいた。

吐き気とＩＢＳ症状にスルピリド（本来は胃潰瘍、十二指腸潰瘍などに使われる薬）を処方しておいた。スルピリド50㎎分1朝（一日一回、朝服用）、三十日分。また一ヶ月後に来てね。

三月二十七日　一回目の再診

「お腹と気持ち悪いの、めっちゃよくなりました。先生ありがとうございます」

あぁそうなの。ええっ？　これで解決？

「これまでって、ほかにどんな診断を言われたことがあるの？」

「え？」

「ごめん。腹痛のことです」

「あそこ行きました。若葉大の総合診療科。診断不明みたいなのをセカンドオピニオンで受け入れていて」

「あーはいはい。わかります、若葉大の。どうでした？」

「めっちゃたくさん研修医が出てきました」

さすがに彼女は笑った。

「そうなんだ」

「でも診断、つかなかったです」

いや。いいことだとは思う。研修ですから。でも、解決しないってどうなんだ。解決しないとダメなんじゃないか。

とりあえず、今回は例の強烈な腹痛はなかったようだ。

「あ、でも」

急にそう言われたので、心臓が一瞬ひりっとして、こちらの思考も止まってしまった。

「家族性地中海熱かなって言った先生がいました」

「へぇ」

「月経の反復だと思っていたものが、じつはその病気の発作なんじゃないかって。一日やそこらで治ることが多いから、仮病と思われちゃうことも多いんですって、若い研修医みたいな先生が熱心に言ってた」

「めっちゃ意識高いね。その…若い先生は何でその病気を知ってたの?」

「何か、本で読んだって」

「本? 論文じゃなくて?」

「はい。わたし看護師だって言ったら何か見せてくれました、その本。『仮病の暴きかた』みたいなタイトルでした」

「すごい本だね！　医学書なんだ」

「そうらしいです」

でも、婦人科にたまにいるからあたしも知ってるけど、地中海熱…地中海熱じゃないと思うな。というか、腹痛の時の血液検査がまだ実施できていない。

「身内でおんなじような症状の人、いる?」

「腹痛はいないですね。もちろん熱も。頭痛ならお母さんと妹ももってます」

うーん、地中海熱ね。腹痛がある時に採血できるといいな。でも最初より体調は良くなっている気がする。処方はまた同じものを。二十八日分。

四月二十四日　二回目の再診

「腹痛がきました。最後が一月だったんで、それ以来です」

「え、いつ?　ここに来れなかったの?」

「すいません。3週間くらい前だったと思います。あまりに痛くて救急車呼んじゃいました…。

地元の病院に搬送されたんです」

「そうだったんだ…そこで検査した？」

「はい。なんだかめっちゃ検査されました。救急外来で。点滴とかもしました」

「採血もしたよね？」

「しました。検尿や心電図、レントゲンやCTまでしました。それで…」

　全部正常だったらしい。ＣＲＰ（炎症を調べる血液検査の一項目）も完全陰性。やはり家族性地中海熱ではない。

「そういえば、下痢はなかったの？」

「なかったです。便秘もなかったです」

「かなり痛かった？　どんな感じ？」

「全然動きたくないような…点滴してる間も痛かったです。救外（救急外来）にいた時ずっと。あぁ、あと吐き気すごかったです」

「頭痛は？」

「いや…なかった気がします、その時は。でも頭痛は、今月もう二回はありましたね」

「頭痛もちではあるのよね？　片頭痛」

「はい」

わかった。

久々にあたし、紫電一閃、鮮麗に診断を思いついてしまった。こういう時もある。

「ところで腹痛の時って、鎮痛薬飲まないんだね」

「はい。初めの頃かな。去年の暮れとかにかかった先生に、ロキソニンとかは腹痛にはやめといたほうがいいって言われました。まぁ確かにって思って」

「胃に悪いもんね。で、その救急車の時の腹痛ってどういうふうに治ったの？」

「どういうふうにって…まぁ、その時家に帰ったのはもう夜だったんですけど、翌日もいまいちで」

「でも鎮痛薬は飲まなかったわけでしょ？　点滴でも」

「はい。自然にだんだん治っていったって感じです」

うん。決め手があるってわけじゃ厳密にはないけれど。腹性片頭痛（abdominal migraine）なんじゃないかな、これは。トリプタン（片頭痛の治療薬）とロキソニンを渡しておこう。頭痛のときでもいいんだけど、今度その腹痛が来たらすぐ飲んでもらう。マクサルト（トリプタン系の片頭痛治療薬）10㎎頓用とロキソニン頓用を処方した。

五月二十二日 三回目の再診

「先生、三日前に腹痛来ました」

「飲んでみた？」

「マクサルトっていうほうをすぐ飲んだら、すぐ消えました！　腹痛。でも飲んだら、首のへんの締め付け感が来ました。量が多いのかなって」

今回は頭痛は来なかったらしい。ただ、服用して即、腹痛が取れたのが感動したと喜んでいた。

これは効いたな。首の締め付けもトリプタンの副作用だ、きっと。効きすぎたらしい。とにかくトリプタンへの反応性は良好とみた。

今回は、処方というか方針は一緒とした。マクサルトはまだ余ってるから今日はスルピリドだけ。また一ヶ月後。

六月十九日 四回目の再診

「またあったんですけど、今度は半分に割ってみたら、ほどよかったです」

「あれ？　マクサルトって割れたっけ？　割線ないよね」

「はい。何か包丁の柄でガンって自分で割りました、もう」

「そのカケラを飲んだんだ」

「そうです！」

「薬剤師さんにめちゃ怒られるね」

　今回は頭痛も来たらしく、そちらはロキソニンをすかさず飲んだら効いたらしい。今まで
と効きが違うと言っていた。

　とにかく腹痛発作にトリプタンが明らかに奏効していて、それが再現された。腹性片頭痛
でいいように思う。

七月二十一日　五回目の再診

「どうですか？」
「何かもう、これかな？　って腹痛発作が来たらロキソニン飲んじゃってます。いいんです
かね、これ」
「いいと思うよ！　ほかの腹痛と区別できないのにってこと？」

「いえそうじゃなくて、腹痛なのにロキソニンって…」

「ああ。いいよいいよ。それでいい」

いいようだ。これであとは、ロキソニンの頓用回数だ。これで多かったら、ミグシス（片頭痛発作の予防に使う薬）とか。あとは何かな。デパケン（てんかんの薬だが、片頭痛発作の予防にも使われる。妊婦または妊娠している可能性のある女性への投与は禁忌）かな。でも若い女性に出したくない。

八月二十五日　六回目の再診

「頭痛で二回、怪しい腹痛で一回飲みました。ロキソニンです」

「予防の薬もあるよ」

「でもそれ毎日ですよね。飲むの」

「そう」

それならいらないと彼女は言った。

彼女の腹痛は別に虚偽でも仮病でもない。かといって、地中海熱のような炎症の病気でもなかった。炎症の病気はある意味簡単だ。炎症マーカーをとらえればいいんだから。

今回あたしが腹性片頭痛を閃いたのって、今思い返しても、どういうところから来ているのか、わからない。根拠が不在というか。いや、その後の経過や遡って考えればそうだということだし、根拠自体はあるのだけれど。閃きの起点がどこから生まれてくるのかがわからない。

まだ発作が増えるかもしれないし不安だけど、彼女との日記も、今日で閉じよう。ありがとう。

◇あたしのためのまとめ◇

個人的に、繰り返す腹痛のことを整理したかったから、先にその鑑別疾患の表を提示する（表）。この表は3つの書籍（『内科で診る不定愁訴』『「これって自己炎症性疾患？」と思ったら 疑い、捉え、実践する』『Kunimatsu's Lists』）を底にしてあたしが作成した。

今回この日記で記録したのは、素晴らしい閃きの一例、ではない。患者の苦痛の一つを解決する方法を、少し見い出しただけのことだ。

彼女はきっとIBSはあるだろうし、月経困難症もあると思う。よく聞くと、片頭痛発作以外の時期にも嘔気や食欲低下を訴えてるし、上部消化管の機能性消

表　慢性持続性の腹痛ではなく、繰り返す腹痛エピソードの間欠期には症状はないか穏やかで、時に発作的に生じる一回一回の腹痛は強烈で耐え難いものの、比較的短期間で収束するような腹痛の鑑別疾患

・過敏性腸症候群	・前皮神経絞扼症候群（ACNES）
・胆石発作の反復	・腹性片頭痛
・子宮内膜症	・緑内障発作
・胆道ジスキネジー/腹部アンギーナ	・膵炎の反復
・上腸間膜動脈症候群	・急性間欠性ポルフィリン症
・好酸球性胃腸炎	・鎌状赤血球発作
・家族性地中海熱	・鉛中毒
・遺伝性血管性浮腫	・副脾捻転/大網捻転
・腹性てんかん/側頭葉てんかん	・腸回転異常症

化管障害もあるはずだ。

この意味で、この患者は「治療はこれからだ」になる。診断がついた喜びと安堵を患者と共有しつつ、それで安心しすぎず、患者には決して「これで解決」といった様相に思わせず、長期間フォローしていって症状を診ていかないといけない。そう思うんだよね。

例えばこの患者では違うけど、登場した家族性地中海熱って病気。コルヒチン（家族性地中海熱、痛風の治療薬）で発作が消失するとされている疾患だけど、ただし、それが家族性地中海熱のすべてではないんだよね。家族性地中海熱で、コルヒチン一つで全部解決万々歳、というのは個人的には全体の3分の1もない気がする（あたしのところには、大学とかで診られなくなった複雑なケースばかり来るからかもしれないけど）。

要するに、一人の人間の中に家族性地中海熱以外の問題もあるってことなんだよね。人間、それなりに生きていれば、そりゃ家族性地中海熱以外にもいろいろ抱える。いろんなことを。「人間だもの」とはよく言ったものだよね。

人間にのしかかる負担を、もう少しメタ視点でみれないだろうか。

治療を考えるに際しては、もっと人全体のまとまりでみたほうがいい。あまりに各論的すぎる。診断をするときは、問題点を細分化し要素還元してもいい。でも治療は違うと思う。一人の人間の中で、個々の生理現象というのは互いに干渉するというか、かなり相互に作用し合って、そもそも複雑になってるんだと思うんだよね。だからこそ機能的な病態が起きちゃうってことだし、人間はそれが普通のはずなんだと思うんだけど、そういうことにもっと思いを馳せたほうが良い。そうしないと良い治療ができない。

実際この患者もそうで、ＩＢＳや月経困難症が片頭痛誘発にも寄与するだろうし、一方で片頭痛に由来する不快や負担は機能性消化管障害を悪くしているだろう。このままにしておいたらきっと、高体温とか慢性疼痛とかにもなり、もっとややこしいことになっていくかもしれない。

一個の治療で、すべての症状が解決する方法論は美しい。しかし、人間全体としての病態生理はそんなに単純じゃない。複数の問題点があったとして、そのうちの一個を治しただけでは解決にならなかったなんてことは、よくあること。一人の患者の中にある複数の医学的問題は、本棚に本が並んでいるように、並列に並んでいるものではない。もっとその問題間の連関があるはずだ。こんな当たり前に思えることが、臨床現場では抜け落ちてる。

ちょっとでも、一つでも症状を良くすれば、それによって軽減される別の症状があると考えたい。「一元的に説明できるかもしれない」などという議論で、時間をひどく浪費すべきじゃないのよ。

もう一度書く。この患者の治療はこれから。腹性片頭痛のような、臨床的にしか診断できない疾患であればなおさら、これを治して終わりなんてことは、ないはずなのよね。医者たちは、一つの仮説ですべてすっきりいく症例を「きれい」って形容する。絶対に書きたくはないけど、じゃあ、いろいろな問題が不規則に絡み合うような症例はいったいどう形容するんだろうか。「きたない」？　まさか。あたしは性格が悪いから、自分や自分の家族が「きれい」じゃない病状になったらどう思うのよ…なぁんて考えてしまうよね。

あたしの診察日記・エピソード6

82歳男性

「最後まで事情を知らずに治った」

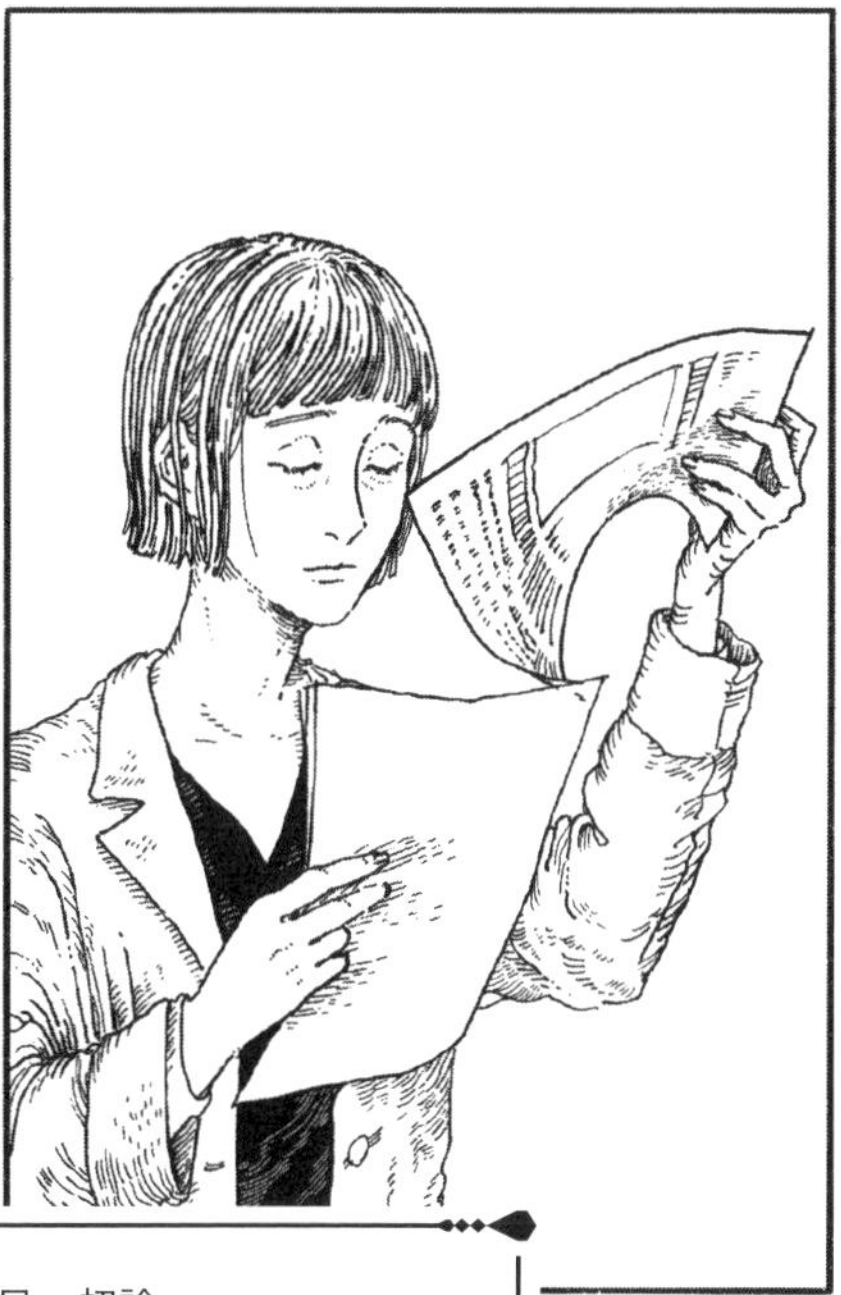

- 8月26日　初診
- 8月31日　1回目の再診
- 9月15日　2回目の再診（臨時）
- 9月30日　3回目の再診
- 10月 6 日　4回目の再診（臨時）
- 10月20日　5回目の再診
- 11月17日　6回目の再診
- 12月 2 日　7回目の再診
- 1月 5 日　8回目の再診
- 2月 9 日　9回目の再診
- 3月23日　10回目の再診

八月二十六日　初診

そのにこやかな高齢男性は、本当ににこにこしながら診察室に入ってきた。主訴は「下腿浮腫」。とある総合病院の整形外科の先生からの紹介だった。

やけに丁寧な紹介状だった。その病院では、何度か同じ主訴での受診歴があったらしい。最初はじつに四年前だった。主訴は両下腿浮腫。一週以内の経過で増悪する浮腫で、紹介元の病院の救急外来を受診していた。それが初診だった。その一年前からは全身の皮膚に掻痒感を伴う皮疹が出現していて、別のところの皮膚科で老人性乾燥性湿疹といわれていて、ステロイド外用を処方されていたが、どんどん悪化傾向だということだった。既往歴は脂質異常症。さて下肢の所見は、膝下から足背まで拡がり、押して圧痕が残る浮腫が著明。ただ、緊急性の評価だけされて、以後は内科外来での精査になった。

内科の初診医は、血液検査を実施して、白血球1万3000／μLに対して好酸球が47％である「好酸球増多」を見出した。CRP（炎症を調べる血液検査の一項目）は2・1㎎／dLで、皮膚の悪さは相変わらず。皮膚科の診療が中断されていることを気にしたその内科医は、近くの大学病院の皮膚科へ即紹介した。皮膚科では、カチッとした診断はつかなかったそうだが、「紅皮症」ということで、以後その皮膚科で内服と外用でのステロイド治療になっているそうである。

　さて、下腿浮腫はまた増悪するようになった。今回の受診の一年前からたびたびむくみが起こるようになった。受診回数としては計三回で、最初の二回は内科にかかり、それぞれ心臓や腎臓、甲状腺などを調べられて、特に異常なし。そして三回目に本人の意思で整形外科にかかった。整形外科的疾患はなかったが、その時の主訴が、「両手指や両膝の痛み」「下腿浮腫」「紅皮症の悪化」などであり、「浮腫だけというより、総合的にはやはり何らかの内科の疾患ではないか」という紹介状だった。

　すごくちゃんとした紹介状だなぁと思った。その大学病院皮膚科からの主な処方は、抗アレルギー薬が2種類、そしてプレドニゾロン（代表的なステロイド製剤）5㎎朝食後、だった。

　初診時には好酸球増多、そして紅皮症。うーん、初期診断を考え直すとしたら何だろう。高齢だしリンパ腫かな。患者の顔を見遣る。やっぱりにこにこ、こっちをみている。

「先生、こんなにむくんじゃって。何で、こんなにむくむんでしょうか」

「うーん、どうしてでしょうねぇ。紹介状をみると、けっこうどの先生も困ってるみたいですねぇ。皮膚科は行っているんですか？」

「はい。じつは今日も行ってきて、悪化したねといわれてプレドニン（プレドニゾロンを主成分とする薬剤）が倍になりました。これが今日のデータです」

私は彼から検査データの紙を受け取った。好酸球４%、Ｈｂ（ヘモグロビン）10ｇ／dL、ＣＲＰ18㎎／dL。すごいな、これ。好酸球はメインの異常じゃなく、好酸球増多が著しいのは初診だけだったのかもしれない。

「先生、私、好酸球がすごく高くて。いつも測ってもらってます！」

「そうですか」

「先生、でもこのむくみがね。むくんじゃって」

　あんまり「みて、みて」言うから、あたしはそう言われるとすぐみたくないのよね。最終的にはみせてもらった。

　そしたらびっくり。

　確かに紅皮ではあるけど…。あたしは皮膚科は当然専門じゃないけど、何なんだろう、これ。まぁ、それはともかく。この男性のいう「むくみ」って…。確かにむくんではいるけど、というか、「それが問題なのか？」と思っちゃう。ステロイドを飲んで四年。いったいこの皮膚は何なん

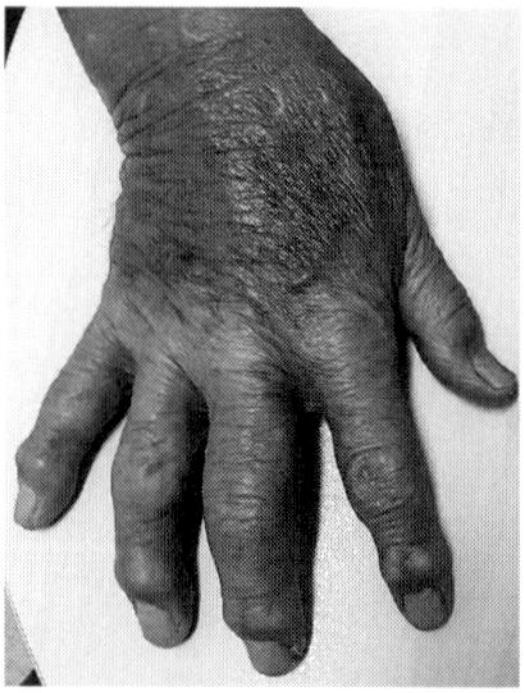

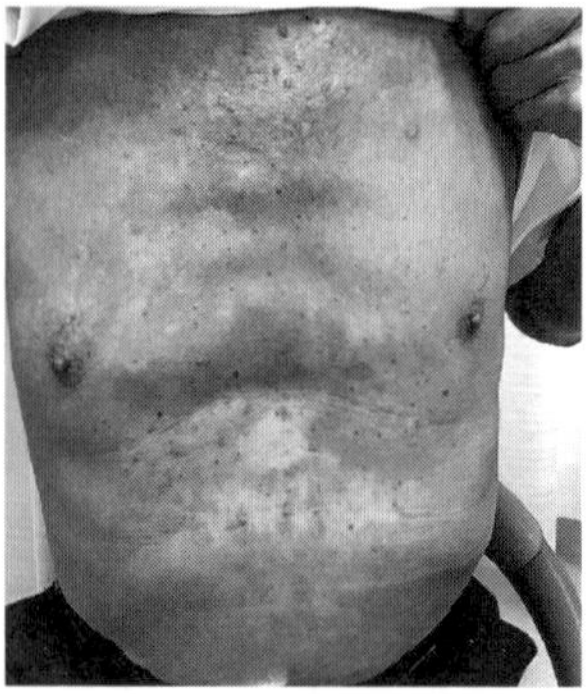

だ。患者はひたすら「むくみ」と「好酸球」しか言わない。

所見をとってみた。手はＰＩＰ（近位指節間）関節とＤＩＰ（遠位指節間）関節ともに腫脹・隆起している。上下肢、体幹、頸部などの皮膚は紅皮症を基本は呈していて、特に強いのは下肢。そしてその下肢に、患者の主たる訴えである浮腫がある。

右下肢はこれ、一部は乾癬っぽい気がする。膝下のところ。胸部も一部はそうみえる。角化がある。紅皮症になるタイプの乾癬ってなかったっけ？　すぐわかんないな、皮膚科医じゃないから。あとで調べてみよう。

ほんとはもっと手の関節のこととか掘り下げたかったけど、この男性はとにかく浮腫のことしか言わないから、いったんそれに構う体で、一応浮腫の精査と関節炎としての検査を入れてみることにした。処方はなし。

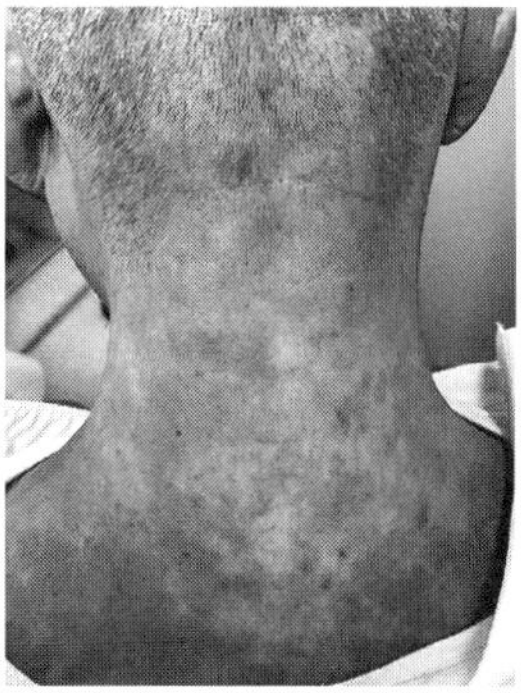

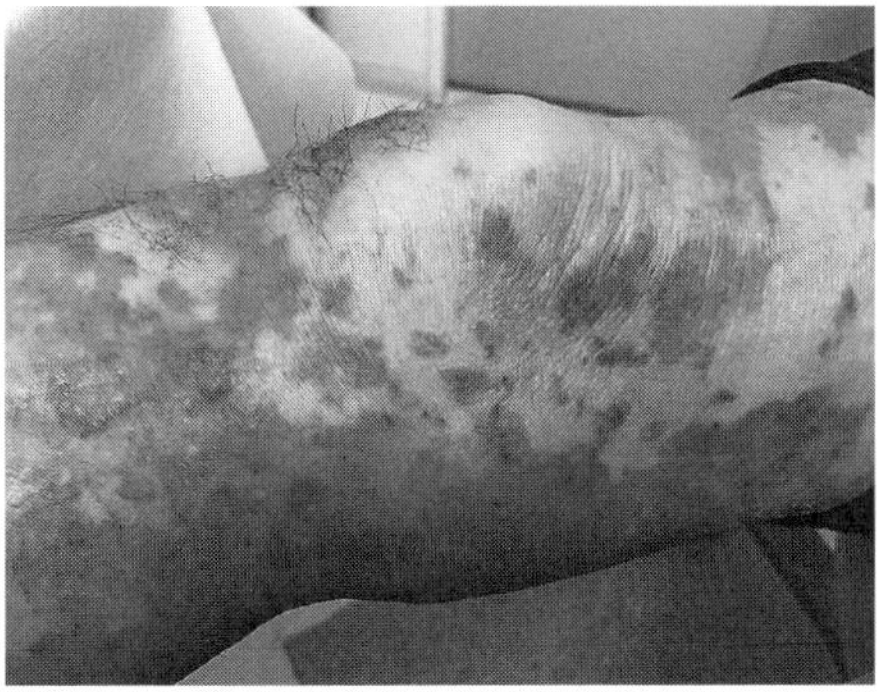

八月三十一日　一回目の再診

「先生、むくみはあんまりよくならないですね〜」

　皮膚科の先生が増やしたステロイドが、あまり効を奏していない。

「ここに来る前は、けっこういろいろお体は調べたんですか？」

「はい。全部やったと思います。前の病院の内科の先生ががんを調べようって。ＣＴとか内視鏡とか」

　こちらでやった検査では、リウマチ因子は陰性、抗ＣＣＰ抗体（関節リウマチの検査項目の一つ）は陰性で、特に何という結果ではなかった。これは想定通りだ。手は、ＰＩＰ関節の周囲の滑膜がメインに腫れるリウマチ型の腫れ方ではなくて、指全体が少しソーセージ様に腫脹していて、ＤＩＰ関節を含め全体的にごつい。爪はほぼintact（元のまま、のような意味）だけれど、これは「乾癬性関節炎」ではないだろうか。「関節症性乾癬」ともいうね。

　紅皮症だと一応ずっと皮膚科でいわれていて、あたしは乾癬の要素もあるのではないかと思った。それが前回の初診。皮膚科医ではないあたしがそう思ったんだ。この患者は大学病院の皮膚科に通っている。乾癬とはいわれていない。よし、思い切って皮膚科の先生に手紙を書いてみよう。「これは乾癬性紅皮症ではないでしょうか」ってストレートに。

しかし、けっこう症状がひどい。IL-23（インターロイキン-23）とかを遮断する生物製剤が乾癬に適応だったはずだ。そもそも関節症があるので、アダリムマブ（関節リウマチなどで使われる薬）とかでもいいはずだ。

「ねえこれ、乾癬っていうと思うんですよ、あたし」

「感染？」

「乾癬です」

「それでむくんでいるのですか？」

「はい」

「好酸球は？」

「はい？」

「好酸球が増えると、むくむらしいです、私のむくみは」

「そうじゃなくて、乾癬という病気だと思いますよ。皮膚の病気です。手のこのごついのも、乾癬から来てる気がします」

「そうなんですか。手はこれ、昔からですけどね。あまり痛くないし」

患者は相変わらずにこにこしていて、それでいて噛み合っていない。

九月十五日　二回目の再診（臨時）

「先生、むくみがひどいんです」

　確かに悪化している。皮膚科にも行ったらしい。紹介状の返事も持参してきていた。「乾癬という目でみてみます」ということだった。ただ、治療方針は大きく変わっていないようだ。

「血液検査はしましたか？」

「はい。好酸球は増えてませんでした。ＣＲＰは５・５でした」

　お薬手帳もみせてもらった。プレドニンは７・５㎎に減量されている。

「先生は何ておっしゃってましたか？」

「はい。何か生検するとおっしゃってました。それでステロイドを減らしてみると」

　えっ、すごいな。じゃあ、この皮膚と浮腫はどうなってしまうんだろう。まぁ、わからないんだろうな。皮膚のことはメンツを保ってあげるとして、この関節症に介入する体で、もう乾癬に対して介入してみよう。この男性も、こっちが「乾癬、乾癬」言っても全然届いてないようだし。

「あの、ちょっと高い薬なんですが、よく効く注射の薬があります。そういうのはできますか？」

あたしは乾癬という病気について話し、ウステキヌマブ（乾癬、クローン病の治療薬）やグセルクマブ（乾癬による皮膚症状や関節炎などを改善する薬）のことについて併せて説明した。

「先生、いいんですが、なるべくやめておきたいです。安い治療がいいです」

「そうですか。でも乾癬って病気についてはわかりました？」

「乾癬ですか。飲み薬はないですか？」

関心をもってくれた？　よし、内服でいこう。セレコキシブ（非ステロイド性消炎・鎮痛薬）100mgを一日二回、あとメトトレキサート（関節リウマチだけではなく関節症乾癬にも使用される薬）6mg（週に一回内服）を処方した。

九月三十日　三回目の再診

「先日二十七日からプレドニンが中止になっております。十月六日に生検をするそうです」

「えー！　中止？」

いきなり中止…。なになに、それはすごい。ステロイドの適応を見直したのか。見直すのはいいけど、いきなり中止ってすごい。その辺の痛み止めみたいに扱うよね～。副腎不全になったらどうすんの。患者も乾癬だとわかってくれないし、皮膚科の先生も…と、あたしが無念な気持ちとともに落胆していたら、男性が口を開いた。

「先生、全体的に皮膚の痒みが軽くなって、むくみも取れてきました！　関節もですね、先生が言うようによくなってます」

本当だ。特に膝は良くなっている。手の浮腫っぽいのも良くなっている。下腿の浮腫の軽減が、かなり満足度を上げているようだ。

しかしプレドニゾロンの中止。きっとこのあと悪くなる気がするな。せっかくいいのに。

処方は同じものを継続。

十月六日　四回目の再診（臨時）

男性は臨時で受診した。大学病院の皮膚科では、本日無事、皮膚生検をしてくれたらしい。その帰りに来たらしい。

「あ、それで今日は？」

「むくみが悪化してしまったんです」

やっぱり。そりゃそうだよね。

「特に、一昨日くらいから右が悪化してるんですよ。どうしたものか…先生の薬もちゃんと飲んでるのに」

「皮膚科の先生は何か言ってましたか」

「それが何もしてくれなかったんですよ。生検だけでした」

なんも言えないわ。昔、水泳のオリンピック選手が言った有名な言葉を思い出した。

副腎不全が怖いから、プレドニゾロン５㎎だけ、こちらで補充。メトトレキサートが効いてくるのを待ちたい。

十月二十日　五回目の再診

「むくみは治まりました。紅いのと痒みはまだ少しあります。そういえば、これをもってきました」

大学の皮膚科からの診療情報提供書だ。病理組織診では乾癬の所見はなし。そうか。患者さんは落胆して…いない。満足げだ。皮膚をみると、まだ紅皮と一部角化はある。乾癬だと思うんだけどなぁ、臨床的には。違う病気とも思えないから、今の治療を続けよう。プレドニゾロンは４㎎にしておく。

十一月十七日　六回目の再診

「この二週、痒みが強くて。あしのむくみもひどくなっています。何でしょうかね、これ。好酸球はどうですか？」

　好酸球はあまり高くない。

「全体が７７００個で、好酸球はそのうち11％でしたよ」

「はぁ～」

　あまり理解している様子はない。確かに好酸球というのは「虎」のようなものだ。ただ今はそんなに多くない。彼が勝手に気にしているような構図だ。皮膚の様子も前回とあまり変わらず、浮腫は増悪し、あまり病勢を抑え切れていない印象。ＣＲＰも５・７㎎／dLと上昇してしまった。

「乾癬の勢いがまだ強くて、抑え切れていないようなので、お薬を増やします。注射のお薬も考えておいてくださいよ」

「はぁ～、そうですか。飲み薬でいいのはないですかね」

　乾癬っていうことを、わかってるのかな。メトトレキサートを６㎎から８㎎に増やし、いったん二週後に来てもらう。

十二月二日　七回目の再診

「先生、一週間前くらいから皮膚がだいぶよくなったんですよ！　この前の診察のあとくらいからかなぁ。痒みも、むくみも、痛みも。全部です」

確かに改善している。劇的というのは言い過ぎにしても、それくらいに。CRPも0・12㎎／dL。皮膚科では、プレドニゾロンは増量されていない。

これでメトトレキサートとNSAID（非ステロイド性抗炎症薬）を始めて2ヶ月くらい。プレドニゾロンはただの補充量。メトトレキサートの6から8㎎でスッと良くなったのは、すれすれの需要だったのか、二ヶ月の治療がようやく効いてきた頃とたまたま一致したのか。とにかくすごくいい！　同じ処方内容でまた一ヶ月後とした。

翌年一月五日　八回目の再診

「先生、あけましておめでとうございます」
「おめでとうございます。どうですか、調子」
「はい、体調いいです。あしも、手も、むくみも」

CRPは0・08mg／dLになった。皮膚の所見はさらに改善。手の腫脹もとれてきた気がする。

これは乾癬だ。これだけは言わせて、あたしの日記だから。何が専門医よ。何が病理よ。臨床的に確かそうなら、その判断を信じればいいんだよ。世の中、何を信じるかがとても大事なんだよ。

「根拠をもって決めなさい」という標語は、気持ちはいいんだけど、やりすぎるとただの宗教教義だよ。どんな良いことも、やりすぎると原理主義になるよね。悪い奴が現れて、よさげな標語も欺瞞という名の張りぼてになる。

メトトレキサートとセレコキシブは一緒。プレドニゾロンは3mgに減らす。

二月九日　九回目の再診

「もうむくみもいいです」

皮膚所見は、かなり良くなっている。手指の腫脹も良い。ていうか、手が小さくなってる。この日記の終わりも遠くない気がする。さらに良いので、やっぱりメトトレキサートを8mgに増やした効果が高い気がする。プレドニゾロンは2・5mgにする。

三月二十三日 十回目の再診

「塗り薬も減りましたし、痒みがないです。今、皮膚科でのアレルギーの薬もグッと減ってるんですよ」

「よかったですね。乾癬という病気に、こちらが出してる飲み薬が効いてるんですよ」

「はぁ～。むくみもないですね」

メトトレキサートの効果を感じる。でも、この人は理解してるのかな。LDL（悪玉）コレステロールが上がったので、スタチン（血中のコレステロール値を下げる薬）を加えておく。プレドニゾロンは2㎎へ減量。このままやめられるだろう。

彼との日記を、あれから二年放置してしまった。彼は今も同じように全く元気で、皮膚や手も良い。ステロイドもあれから順調にOFFできたし。処方も変わらない。それで、もうとっくに皮膚科は終診になっているらしい。そりゃそうだ。乾癬は皮膚科の病気ってされてるけど、主な症状が皮膚症状だっていうだけで内科の（身体の）病気だからね、あたし的には。この人は今なお、自分が乾癬と乾癬の関節症にかかっていて、それが薬で治ったということをあまりわかっていない。当初に大学病院の皮膚科医が、好酸球増多と関連する紅皮症と呼んでいたこの皮膚は、今こうして内服治療だけで確かに安定しているんだ。ただ、患者本人が最後まで事情を知らずに治ってしまったということだけがおかしい。彼との日記も、今日で閉じておこう。ありがとう。

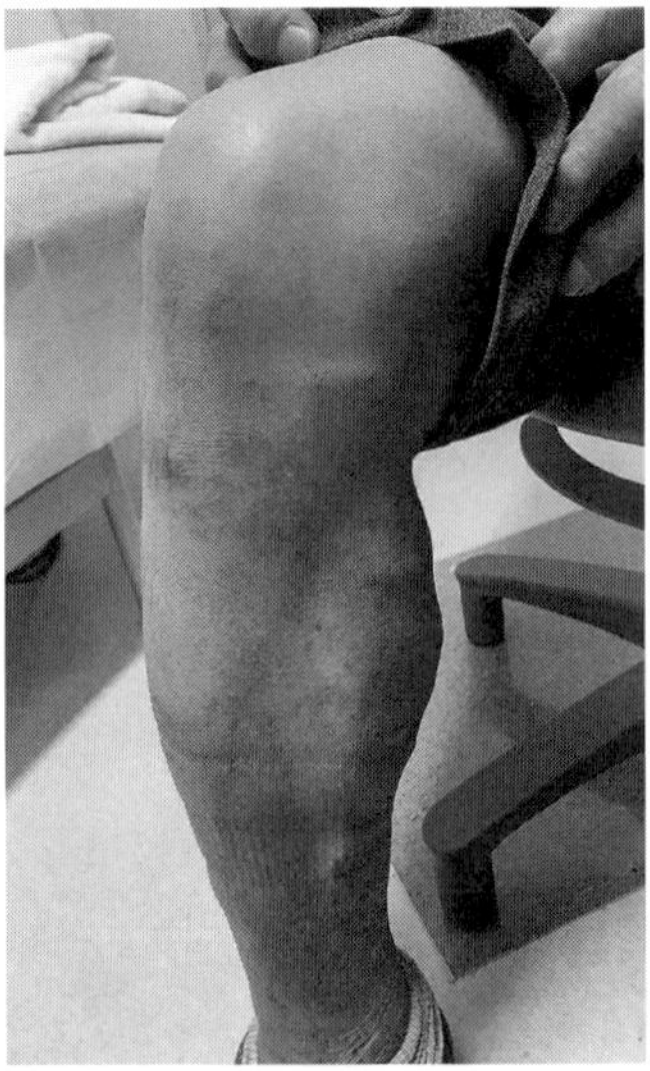

◇あたしのためのまとめ◇

まぁ端的にいえば、この患者は認知機能の問題がいくらかはあるのかもしれない。年齢相応ともいえるし、性格ともいえる。評価もしていない。しかし「むくみ」が良くなって満足している。関節が悪かったという自覚はない。

しかし、浮腫というのは人間を恐怖に陥れるなぁと、日頃の診療からもいつも感じる。きっと浮腫を恐れる遺伝子が人間には組み込まれていて、淘汰されずに残っているのだろう。浮腫を恐れる種のほうが、恐れない種より生存に有利なのかもしれない。

さて、ちょっと今回の乾癬の「診断」について述べ直そう。

日記では、皮膚科の皮膚疾患の診断に文句をつけてるとか、病理組織診が意味がないとか、そういうことを言いたかったわけではない。あたしは、関節炎とかリウマチ・・・・・・・・疾患の診療のトレーニングを受けたので、この患者のこの手は乾癬性関節症が鑑別にあがることがわかるのだ。「手が乾癬を示唆している、だからこの皮膚も…」というロジックの順序で、皮膚のわずかな角化・鱗屑《りんせつ》（皮膚表面の角質が剥離したもの）に目を遣ることができた。「この手は乾癬だろう」と強く思うから、「皮膚もそうだろう」と強く一貫させることができたのだった。

あとは、あたしが日頃から、乾癬というのを内科疾患とみなしていたことも大きい。治療も、関節症性乾癬を治療することが、ひいては皮膚乾癬の治療になる。それを知っていた。関節炎でこちらに来て、関節症状に内服治療してあげたら、皮膚もぐんぐん安定する患者をたくさんみてきた。病理組織診断の位置づけもそうかもしれない。病理診断は、神の最終啓示ではない。これは優秀な病理医ほどそう思ってくれるが、組織診によって「ない」とされたことが、その想定した診断が「ない」ことを証明しているわけではない。いつでも総合的な判断が必要になる。そういえばこの患者をあたしに紹介した整形外科の先生のコメントを覚えているだろうか。「浮腫だけというより総合的にはやはり何らかの内科の疾患ではないか」と紹介していただいていた。紹介元の病院の内科の先生方は、浮腫だけ診ていたのかな。科というのは、本当に関係ない。この素晴らしい感性をもった整形外科医を尊敬します。

あたしはもう気にならなくなったけど、患者が自分の病態をしっかり理解することを望む医師は多い。でも、本当の意味で自分のことを理解できる人なんて、いるだろうか。ましてや医学的なことなんて。あたしたちは、医者だから医学的なことをわかるのだと思う。自分の病状はよくわかっておきたい、わかっておいたほうがいい、正しい医療情報を知るべきだ。これらはまさにその通りだが、全員がそれをできるわけではない。わからなくていいなんて思わないが、わかることができない患者も、診ていかないといけないいんだよね。

あたしの診察日記・エピソード7

81歳男性
「あしはどうなった」

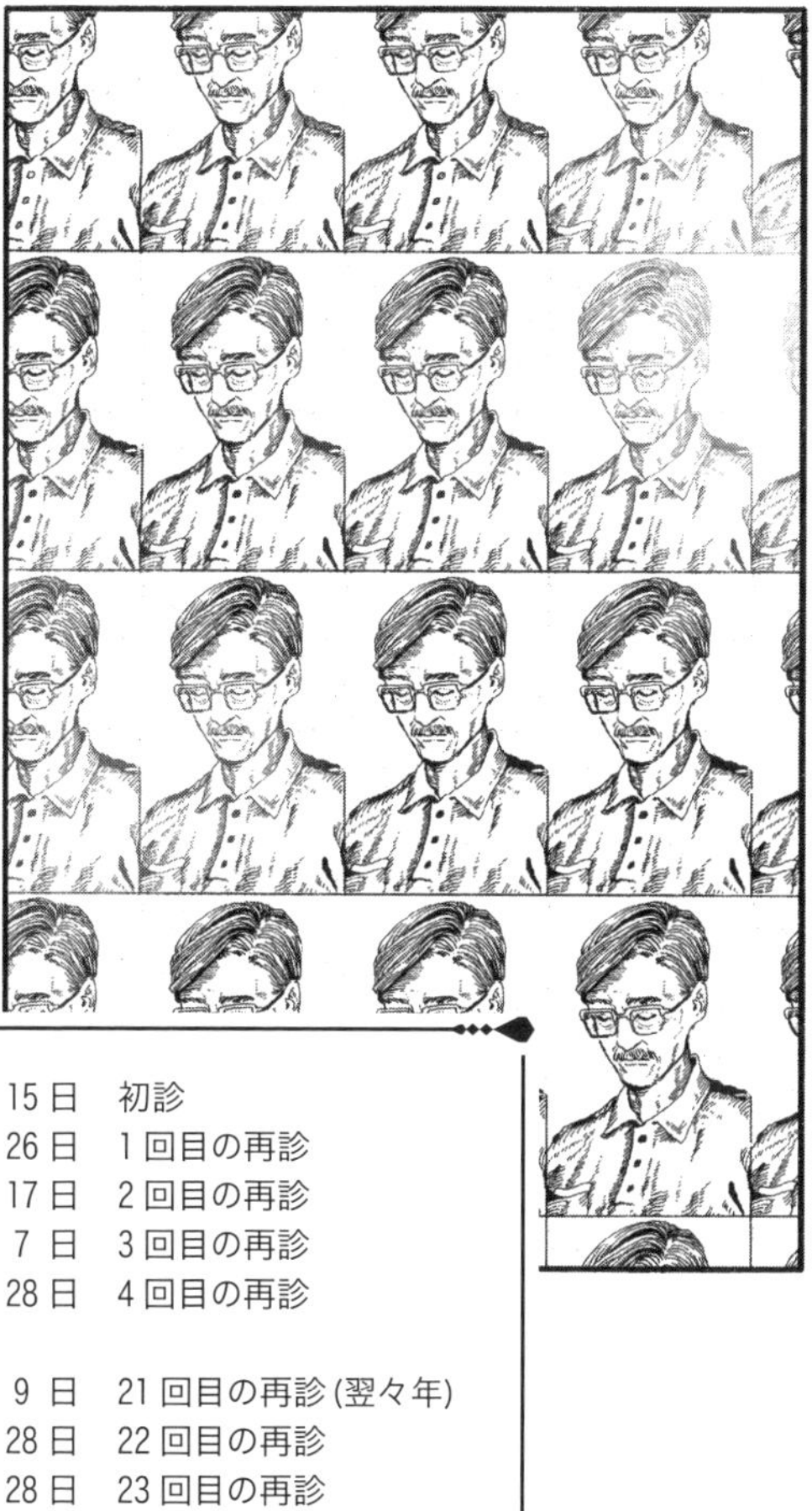

・4月15日　初診
・5月26日　1回目の再診
・6月17日　2回目の再診
・7月7日　3回目の再診
・7月28日　4回目の再診
〜
・12月9日　21回目の再診(翌々年)
・12月28日　22回目の再診
・1月28日　23回目の再診
・2月25日　24回目の再診
・4月13日　25回目の再診

四月十五日　初診

　ごく普通の四角い眼鏡をした、白髪8割の長身・細身の男性。足取りはゆっくりで、一歩ずつ踏みしめるような。表情はにこやかである。見かけは年齢相応か、ちょっとだけ若くみえる。問診票には、「かしわぎクリニック、あしムズムズ」とだけ書いてある。

「何かね、かしわぎさんはちょっと遠くなっちゃってね。それでこっちに来ました。足がなんだかね」

「そうですか。今日は？　あしが？」

「何かこう、ムズムズっていうんですかねぇ。痛みもあったり。足のゆびの先っぽとか」

「問診票に、〈お酒：日本酒一合〉とありますね」

「食事は女房が気を使ってくれてるんですが、日本酒はやめられませんねぇ」

　穏やかなこの男性は、そう穏やかに語った。

「柏木先生はムズムズの薬を出してくれていました」

「効きますか？」

「いやぁ、どうでしょうかねぇ」

「むずむず脚症候群は、ももとか、あし全体が夜中にじっとしていられないような症状なんですけど」

「そういうのとも違うなぁ。足のゆびの先端もですが、裏とか。寝る前とかに。痛いまではいかないです」

「冷たいとか」

「いや、そこまでいかないですね」

「しびれるとも違う?」

「しびれではないです。ちくちく?」

お薬手帳によれば、確かにビ・シフロール（パーキンソン病やむずむず脚症候群の症状を改善する薬）が処方されている。まぁ、いらないんじゃないかな。少しずつ減らして、やめよう。

五月二十六日 一回目の再診

「じりじりするんですよね。特に悪化していません。よくもなっていません」

とりあえず、ビ・シフロールはやめられそうだ。彼はしびれとは言わないし、冷えているとも言わないけれど、しびれとして扱ってみよう。牛車腎気丸《ごしゃじんきがん》（しびれや下肢の痛みに処方される薬）を試してみる。

六月十七日 二回目の再診

「変わらないですね。確かにちょっと、痛いのはあるかも」

漢方を継続してみることにする。

七月七日 三回目の再診

「先端が、ちりちりします」

リリカ（神経障害性疼痛などに処方される薬）を加えてみることにする。寝る前に25㎎から。

七月二十八日 四回目の再診

「変わらないですね。足のゆびの裏がちくちく。夜寝る前とかに辛い。日中はいいです」

小径線維のニューロパチーなのか。一度、末梢神経伝導検査をすることにする。リリカは75㎎に増量する。

八月十八日 五回目の再診

「これです」と渡された封筒を開けると、末梢神経伝導検査のレポートのサマリーとデータが入っていた。症状に対応する有意な障害はない。

「冷えからくるのは、あるかもしれない」

「お酒は、実際にはもっといきますか」

「いえいえ。一合くらいは飲んでいいですか? それはやめられないんですよ」

アルコールが外因なら、いわゆる内因性の障害はないと思った。患者さんには、特に明瞭に病気といえる病気はなさそうだと説明した。漢方を桂枝茯苓丸《けいしぶくりょうがん》(血行を改善する冷えやのぼせの薬)にしてみる。

九月十一日 六回目の再診

「あんまりよくないですね。日中はいいんですが、寝る時、あったまってくると、ちくちくする」

リリカを25㎎追加、そして漢方を麻黄附子細辛湯《まおうぶしさいしんとう》(体を温め、痛みを和らげる薬)に。眠前だけ。もう、対症療法でいくしかない。

十月一日 七回目の再診

「冷えはよくなりました。でも、寝る時のちくちくちくは変わらないですね」

ちくちくが辛い。でも電気生理検査で拾い上げられるレベルではない。世の中に声なき声というのがあるのと一緒かな。処方は同じ。

「最近、歩行のバランスが悪くてね。まあ、また来ます」

十月二十二日 八回目の再診

「あまり変わらないですね」

「運動はしてますか？」

「散歩は、だいたい毎日してますね。午前中が多いです。でも、最近はバランスが悪くて」

この男性が言うように、確かにあまり変わった様子はない。処方変更の希望もない。頭のＭＲＩでも、しといたほうがいいのかな。

十一月十三日 九回目の再診

「冷えなくなったかもしれません。寝る時の足先の違和感は変わらないです」

神経診察を初診の時ぶりにしてみた。確かに歩容は、ずるような、とぼとぼした感じ。パーキンソニズムはない。上肢は打腱時のごく軽度の痙性がある印象。やっぱり、特にこれというのはない。状況が膠着しているといえば、している。「これが苦手な医者っているんだよな…」とメタ認知してみる。血液検査のし直しもしておこう。

十二月三日 十回目の再診

脳のMRIは、特に異常はないというレポートだった。もらったCD-ROMで生画像をみると、前頭~側頭葉皮質、頭頂~側頭葉皮質は萎縮しているようにみえた。CBD（大脳皮質基底核変性症、corticobasal degeneration）とかなのかなぁ。パーキンソニズムはないと思うけど、こういうのもありなのか。下肢の運動が拙劣といえなくもない。

「歩行は悪くなっています。半年前のほうがよかった。徐々に悪化している感じです」

あれ。足趾《そくし》の感覚不快で診ているんじゃなかったっけ、あたし。一度、神経内科に診てもらおうか。いや、こう、変化球的な意味で。紹介状を作成する。

十二月二十四日 十一回目の再診

「この前、診てもらいましたよ。年齢かなってことでした。まぁ、そうでしょうね」

「そうですか。じゃあ、リハビリしないとね」

「歩くのは一日2000歩。マンションの階段の上り下り、あとスクワットもしてます」

アルコールの神経後遺症なのか。自分でも患者さんに言ったけれど、リハビリをやるしかない。処方は…脳血管障害後の脳血流障害として、アマンタジン（ドパミンによる神経伝達を増強する薬）をトライしてみる。50mgから。

一月三十日 十二回目の再診

「バランスが悪いです」

特に変わらない。というか、すでに感覚のことは言わない。

脳MRIは、「CBDかも」というのはさすがにあたし読みすぎた。脳萎縮は確かに、びまんと言えば、びまんだ。神経内科の判断は「加齢」。あたしも神経診察をしてみた。位置覚や後索の障害は認めない。

ただまぁ、何かやってみるっていうのもありかな。L-ドーパ（抗パーキンソン病薬）を試してみる。メネシット配合錠を100mgから。

二月十三日 十三回目の再診

「バランスが悪いのは、相変わらずです」

メネシット増量してみる。200mgへ。

二月二十七日 十四回目の再診

「ふらつきますね」

「頭がですか？」

「そうじゃないですね。なんというか、横にふらつきます」

「めまいですか？」

「めまいとも違いますね」

「そういえば、ちゃんと食べてますか？」

「食べてます。この前、健診もやって大丈夫でした、クレアチニン（腎臓機能が悪化すると数値が上がる）というのが０・９で、それを指摘されました。大丈夫ですかね」

「大丈夫ですよ」

「その時の先生が、『そういうんならビタミンB12とかがいいんじゃないか』と言ってまして。どうでしょうか」

「そうですね。そうしましょうか」

メチコバール（ビタミンB12を補い、末梢神経痛やしびれを改善する薬）を追加。メネシットはもうちょっと増量。３００mgで。

三月十七日 十五回目の再診

「バランス悪いですね。立ち上がるの、大変」

神経診察をしてみた。膝の深部腱反射は亢進なし。パーキンソニズムなし。手の変換運動ＯＫ。舌は、厳密な挺舌《ていぜつ》（舌下神経麻痺の有無を確認するため、舌を前に突き出させること）は難しそうだが、線維束性収縮はない。四頭筋の萎縮はかなりある。やっぱり、リハビリだ。処方は変えずに。

四月八日 十六回目の再診

「前あった、じんじん、ちりちりは、だいぶいいですよ」

歩行は変わらない。まぁ、抗パ薬は効いていないだろう。メネシットは撤退する。200mgに減量。リリカ少しずつ減量。

四月二十八日 十七回目の再診

「大きく変わりませんね」

リハビリはしているそうだ。メネシットは100mgへ。

六月二日 十八回目の再診

「じつは転んでしまいまして。散歩中に。動けずにいたら、その辺の人が救急車呼んでくれて」

「そうでしたか。親切な人っているもんですね」

「本当ですね。よかったです」

「頭は打ちましたか?」

「いえ。でも救急の先生が、ちょっと間をおいてCTを撮ったほうがいいのではと」

「なるほど。じゃあ、そのうち撮りましょう」

「ありがとうございます。おかげさまで、あしのほうはいいです」

えっ、どうして。なんだか笑ってしまう。頑張ったらダメで、手を引いたらいい。メネシットは中止で。

七月二十一日 十九回目の再診

「ちりちり、なくなりました。CTも大丈夫でした。ありがとうございます」

「お酒は?」

「転んで救急車のあと、じつはやめてたんですよ。その後、飲んでますが、かなり節制してます。体調はいいです。体力がなくなりましたね。あしの動きかな、あとは」

表情もいい。リハビリへの意欲もある。

リリカもやめてみる。あれ。もう処方はメチコバールだけだ。

八月十八日 二十回目の再診

「だいぶいいですよ。バランス悪いのは相変わらず」

「リハビリはどんな感じですか？」

「朝スクワットを1セット10回を2セット、階段昇降を4階分を2往復ですね」

「けっこうやってますね。しばらく、それをやっていてくださいよ」

「わかりました」と、彼はにこやか。次は3ヶ月後にした。

十二月九日 二十一回目の再診

「だいぶあきましたが、元気です。でも最近、またじりじりします。足先が」

「歩行はどうですか？」

「変わりないです」

やはり老化なのだろうとは思う。

十二月二十八日　二十二回目の再診

「やっぱり、足先がちりちりしますね」

脚の運びの困難はありそうだが、あまり変わらないように思う。下肢の振戦はなかった。

この前、起立性振戦の人がいたから、まさかとは思ったけど。

一月二十八日　二十三回目の再診

「あしはさらに不便ですねぇ」

もう疾病治療というより、介護が必要。介護保険の申請へ。

二月二十五日　二十四回目の再診

介護保険は要支援1だった。

「リハビリが始まりますね。でも、これだとあんまりできないかも」

その通り。

四月十三日　二十五回目の再診

「リハビリは週1ですね。14時にお迎えがきて、17時まで。2回やったら、むくみが取れました。やっぱり運動不足だったんですねぇ」

本来は週2回くらい、してほしい。

今回のあたしの日記、何だ…これは。かなり長いことやってきたけど、あまりパッとしなかった。でも実際の診療って、こんなもんだよね。何しに来てるんだろうかって思うような内容だよね。診療というのを毎回毎回実りがあるものだって想像している若い医療者とかいそうだし、あまり医療機関にかからない人とかもそう思ってそうだ。そんな人たちが現状を知ったら、こんなパッとしない地味なことやってるんだと、驚き嘆かわしく思うかもしれない。いけ好かない若い医者なら、「何だらだらやってんだ」みたいに言うかもしれない。だらだら。「だらだら」って元は「ゆるやか、ゆっくり、のろのろ」っていうような意味じゃなかったっけ。ゆっくりやって何が悪いの。合理性で殴ってくる人は、いつか自分ごとに関する合理性が崩れた時に泣くんだ。

長くなりました。彼との日記も、今日で閉じよう。ありがとう。

◇あたしのためのまとめ◇

さぁ、今回の日記のまとめは難しい。なぜならあたし、ほぼ何もしていない。

正直、全然よくわからないけど、「老い」というのは割と突然来るのかなぁと改めて思った。81歳というと、元気な人は元気だし、「そういう人に老人扱いするのもな」と思うタイプだけれど、こう、目の前で老いていくさまはなかなかみれない。普通は、悪くなってから病院に来るのだから、

じつはこの患者さんのことを、医者の友人に話したことがある。そうしたら、「酒飲むのをやめさせなかったからだよ。酒を禁止してたら、とっくにあんたのところには来ないよ」

そうかもしれない。あたしがこの男性の愛するお酒をやめさせる権利って、あまりない。あたしは医者だから、健康のためにやめさせる職務上の責務はあるかもしれない。それでも、それって義務なのかな。

アルコールの神経障害は、そもそも不可逆的なところがあったはずだ。そしてこの

患者さんでは、検査上の有意な異常所見もない。加齢は病気ではない。患者は「困りごとであるから、病気ではないか」と思う。昔はどうだったのだろうか。衰える前に、病気や外傷で亡くなっていたのかもしれない。今は、衰えるということを自分自身で体験してしまっている時代なのかもしれない。これは臨床をしていると頻繁に思うことだけれど、首から下は衰えていくけど、脳は若い・保たれているっていう高齢者は本当に多い。あたしは比喩が下手だからうまく言えないけど、頸椎損傷の人とかと似た苦しみがあるのかもしれない。脳ははっきりしているけど、身体が効かない。となると、認知症になるというのは、ある意味「ボーナスステージ」に進めたということなのかもしれない。身体が効かなくなっても、生命を維持でき、そして脳機能も概ね保たれるというのは、本来は苦しいこと。しかし認知症というのはその苦しみから解放するための防御機制…考えすぎかな。こういう考え方、嫌いな人も多いから、気をつけないといけない。

「老いを受け入れる」というのは、難しいことだ。医療者は、先や結論がみえてしまうから、その受け入れられない時期がもどかしいんだ。人間は、いや社会は、豊かに長く生きることを望んだ。これはあたしの死生観ではない。社会は、豊さを手に入れたんだから、このもどかしさの時期（＝老いに向かう更年期）は、やっぱり受容しないといけない。医療者も、患者さんも。

あたしの診察日記・エピソード8

70歳男性

「もやもやした二十年間」

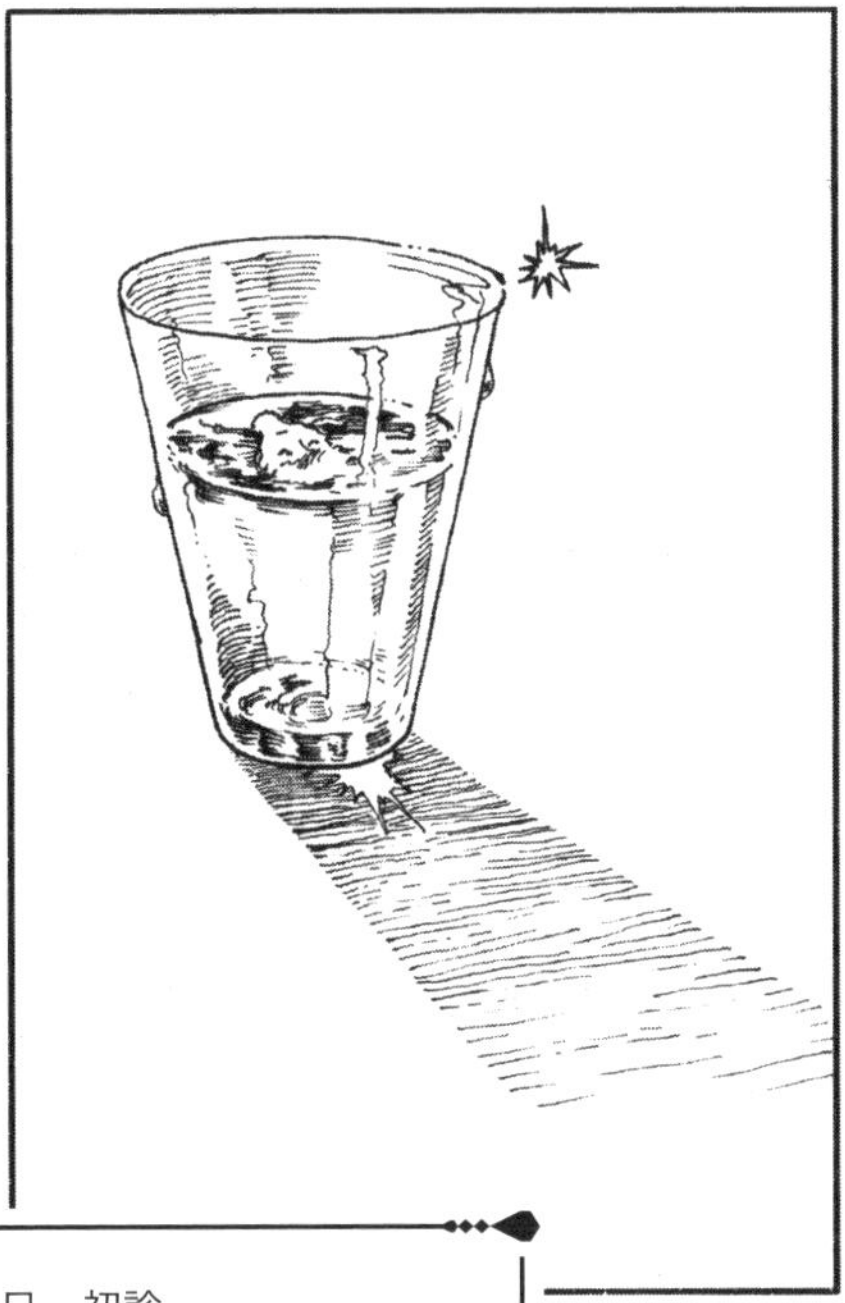

・10月22日　初診
・10月30日　1回目の再診
・11月11日　電話連絡
・11月17日　2回目の再診
・12月10日　3回目の再診
・ 1月 7 日　4回目の再診
・ 2月10日　5回目の再診
・ 3月14日　6回目の再診
・ 4月17日　7回目の再診
　〜
・12月13日　14回目の再診

十月二十二日 初診

お腹の脂肪は少しあるけど、年齢を加味すれば中肉といっていい、少し頬の赤らんだ穏やかそうな男性がやってきた。彼は挨拶ののち、主訴を私に述べた。

「喉《のど》がね、とにかく乾くんですよ」

問診票に〈二十年前から〉とある。これをみなかったふりをして訊いてみた。

「いつぐらいからですか?」

「二十年くらい前からです」

ほんとだった。この男性はそれを割と明るく答えた。まるで町内会のお祭りで、久々に会った昔の同級生にそれを言うように。物腰も暗い雰囲気はない。職人系でもない。年齢的にはもう仕事は引退しているはずだが、人と関わる仕事だったに違いない。きっとそうだ。

二十年かぁ。ただ彼は、苦悩に苦悩を重ねた二十年とは思えない「良好な風体」なのだった。だからどうでもいい、とかではない。どうでもいい症状だなんて、医者が決めてはいけない。医者というか、他者が。人はそれぞれに、それぞれの苦悩があるんだ。

さて、当たり前と言えば当たり前だが、精査自体はだいぶ済んでいる。耳鼻咽喉科にもかなりの件数行ったようだ。

「昼間は大丈夫なんです。夜になって、だんだん乾きが気になってきます。氷水を飲んだりして紛らせます。昼間は水を飲めるので、それで防げるからいいというのもあって、夜は寝ると水が飲めないじゃないですか。喉の乾きが気になって眠りが浅いです。とにかく夜は〈飲まなければ〉と思ってしまう。一日にたぶん4リットルくらい水を飲みますね。夜だけで2リットルとか。夜中にトイレに最低二回は行って、その時に水を飲むんです」

かなり大変そうだ。彼曰く、これが二十年。器質性疾患なら、もうとっくに何かが廃絶しているだろうし、機能性疾患なら、さすがに衰弱していそうだ。最近「神経衰弱」という言葉が見直されているそうだ。不定愁訴っていうと、あまりに漠然としすぎている。神経衰弱と呼んでおくと、良いのかもしれない。実際この人も、不定ではない。明確に症状を述べている。

元気がないどころではない、むしろ溌剌と自分の症状をわかりやすく述べている。

「二十年前というのは、これまたずいぶん前ですね」

彼は「そうなんですよ」と言って、二十年前のことを次のように語り始めた。

「発症した日も今でも言えます。通勤途中で、何か右腕が変だな、上がらないな、って思って。でも、それはつり革にずっとつかまっていたせいかなと最初は思っていました。しばらくしても治らなかったので、怖くなりすぐ病院にかかりました。当時、その何ヶ月か前に現職の総理大臣の小渕恵三さんが、仕事中に具合が悪くなって脳梗塞で倒れて、そのまま亡くなっちゃったのが衝撃的で。ありましたよね？　小渕さんが倒れたのは２０００年4月2日だったはずです。そうそう私ですが、それで病院にすぐ行ったら、脳出血してるってわかって、南共済病院の脳外科へ転院したんです。そしたら脳室内出血といわれました。この転送の時のことをじつは覚えていないんですが、意識を失っていたらしいです。血管造影検査をして、もやもや病と診断されました。翌朝、意識はあったんですが右の半身不随が急にきて、看護婦さんや先生が驚いてね。すぐに失語症にもなって。意識も変になって、その日のうちに緊急手術になりました」

ああ緊急手術。それで何をやったのだろう。バイパスかな。でも二十年前…まぁ、それはいいか。

「それであの、喉の渇きというのは」

「手術のあとからずっとあると思います」

「二十年間ずっと…。意識がおかしくなる中、すごい記憶力ですね」

「そうですね〜。退院日とかもまだ言えます」

「脳の検査なんかは、今もやってるんですか」

「はい。MRIを定期的に。まぁ私の希望で。先生は、もういいんじゃないかっていいますけどね。去年もやって正常でした」

男性はにこやかにそう話す。ほんとに町内会の寄り合いでの会話のようだ。去年あった話を言い合っているような。

「昼間は水を飲んで、喉が乾くのを防いでいます」

「水をたくさん飲まなくていいのに、ついつい飲んじゃうって感覚あります?」

「いえ。それはありません。むしろ昼間は水が飲めるから、飲む量は最低限で済みます」

これは…うん、血液と尿検査だけ今日はしておこう。血液検査なんて、これまでもさんざやってきたはずだ。でもやってみる。カルシウムを含めた電解質、尿浸透圧、あとは念のため下垂体前葉ホルモンや甲状腺ホルモン、HbA1c（約一ケ月くらいの血糖値の平均を示す指数）、中枢性尿崩症、糖尿病、高カルシウム血症をきたす疾患を考えておく。例えば、骨髄腫、サルコイドーシス、HTLV-I（ヒトT細胞白血病ウイルス1型）とか。ただ。ただ、二十年だぜ？「ぜ」って言っちゃった。そんな病気はないよ、たぶん。

「心因性多飲」って言葉がある。でもこの人のは心因性多飲じゃない。心因性多飲は「水を飲まずにいられない」という強迫が主病態だ。そんなに飲まないでいいはずだし、それもわかっていて、あまり飲まないようにしようと思っていても、わかっちゃいるけど水を飲むのをやめられない、というやつだ。彼のはそうじゃない。これはきっと「口渇恐怖」なんだと思う。口渇恐怖というのは、というか、そういう病名はない。今あたしがつくった言葉。文字通り口渇への恐怖。口渇への恐怖が先にあって、そしてそれに対する補正行動として飲水行動に及ばずにいられないんだ。これ、初診の今日という日にわかった気がするから、ここに書いておく。

「原因も一応調べてみるけど、症状を…治す感じでいいですよね？」

「はい！　私も症状を治していただきたいのです」

これはきっとよく治る気がする。

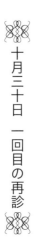

十月三十日　一回目の再診

「幸い、検査ではこれという病気はなかったですよ」

「そうですか。よかったです」

「ところで何時頃寝るのですか？」

「十二時半くらいですね。それで一時間でもう起きます。次は一時間半後にまた起きます。次は二時間後ですね。いつもこんな感じです」

ＳＳＲＩ（選択的セロトニン再取り込み阻害薬）を開始する。ジェイゾロフト（ＳＳＲＩの一種）25㎎寝る前。最初のうちは、夜間の覚醒も多いし、ＳＳＲＩで覚醒作用が出ちゃうとあれだから、マイスリー（入眠剤）５㎎も処方しておく。三週後に再診してもらうことにした。

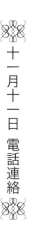

十一月十一日 電話連絡

「先生！　変化がありました。熟睡できるようになって、喉の渇きも和らぎました。うれしくてすぐ伝えたくて。今度の診察の時でもよかったのですが」

まぁ何というか、喉のdryness（乾燥状態）が良くなったということではなくて、水を飲まなくて済んだということだろう。

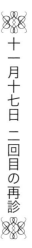

十一月十七日 二回目の再診

「薬が合っていると思います」

「よかったですね」

あえて細かく聞かない。同じ治療を続けてみる。

十二月十日 三回目の再診

「夜間のトイレは、確実に三回が二回になっています」

「トータルの飲む量も減っていますか？」

「はい、確実に減っています」

訴えはさすがにまだあるけど、まとまりは前よりある。いい気がする。同じ処方で一ヶ月。

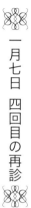

一月七日　四回目の再診

「先生あけましておめでとうございます」

「どうですか、最近は」

「んー、まぁ最近は三回になってますね」

「夜のトイレですか？」

「そうです」

　今ひとつなのだろう、きっと。悪くなってもいい。何か変化がほしい。ジェイゾロフトもマイスリーも増量してみる。ジェイゾロフトは50㎎、マイスリーは10㎎へ。

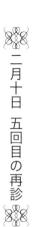

二月十日　五回目の再診

「眠りがよすぎるのか、朝方のめまい感がありまして。そして、それが昼間も続いてしまうんです」

「そうですか。トイレはどうです？」

「二回です。これくらいなら」

めまい感はさすがにジェイゾロフト50㎎の影響かな。でも、だいぶ良いように思える。ジェイゾは25㎎へ戻す。

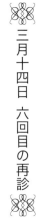

三月十四日　六回目の再診

「起床時の感覚はいいですね。熟睡できてる感じもする」

「それはよかったですね」

「先生の処方のおかげです。少し、週三とかで仕事やろうかと思ってます」

「どんな?」

「近くの幼稚園のお世話みたいなやつです。ボランティアみたいなもんです」

喉が渇くとは自発的には言わなくなった。遠慮してるのかな。たまに、優等生の患者を演じようとして、治療を始めてからあまり愁訴を言わなくなる患者はいるけど。この人は、何かを自身でつかんだというか、だいぶ安定してきたようにみえる。

同じ処方で。

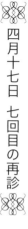

四月十七日　七回目の再診

「仕事もさせてもらえて、運動もできています」

「運動？」

「ジョギングですね。30分はやってます」

「すごい」

　良い様子だ。

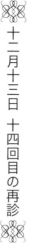

十二月十三日　十四回目の再診

　日記が長くあいてしまった。

「あまり変わらないですね」「トイレは二回」「運動してます」この会話で終わる診察が、じつはずっと続いていた。月に一回きっかりに来て。今日もそうだった。特に変化があったわけではない。

　しかしまぁ、たぶんだけど、症状が全部なくなったわけではなさそうだ。こちらが「喉の渇きはどうか」と聞かなければ何も言わないが、聞けば不快を言うのである。今日は聞いてみた。口をくちゃくちゃと動かして、やはり口腔不快を訴える。

全体はジェイゾロフトでいいはずだが、症状を訴えることはやめない。ぱっと見はにこやかにしていて、苦しそうではないのにね。受診の間隔を延ばすことを提案しても、月一を希望する。

もし症状がなくなったら、いや、もし症状がなくなったと自分（患者）が言ったら、私が治療を打ち切ったりすると彼は思っているのだろうか。もしそうなら、どうだろう。症状を言い続けることが、彼のある種の利得になっているのかもしれない。もちろん作為的な利得でも金銭面の利得でもなく、構図としてだ。具合の悪い自分が、通院することで安定するという その構図だ。ただ、二十年にも及んだこの症状が、あたしに会ってあたしが処方を開始しただけで、すぐにぐんと良くなって、症状があっという間に消えてしまったことを認めてしまったら、彼のこの二十年はいったい何だったのだろうかと脳のどこかで思うのかもしれない。無意識に、本能的に、即解決してしまうことを避けているのかもしれない。すぐに消してはいけない症状というものがこの世にあるのだとしたら、こういうことをいうのかもしれないね。

そもそも彼のこの「口渇恐怖」は、どうして起こったのだろう。手術が影響していることは明白だよね。彼は、二十年前突然病気になったこと、病状が急変したり不安になって、そのまま緊急手術を受けたりとか、つまり怖かったんだと思う。その怖さが、「もやもや血管を治療した」なんてことでは、昇華されなかったんだ。彼の二十年間の恐怖は、長い長い二十年のローン返済によって解消するしかなかったんだよね、きっと。

もう喉が渇くことを、怖がらなくていいんだよ。

そう言えば良いだけなのかもしれないけど、それをどう言えば良いのだろう。昔あったという催眠療法なんていうものがあれば、それをやってしまいたいよ。あたしなんかより腕の良い治療者がいたら、もうとっくに、この彼の症状は治ってしまっているのかもしれないな。ごめんね。

人間の、根深いストレスや恐怖を、ほかのことに置き換えるっていうアレ。何なのあれは。臨床の場では、特に治療上では、こういうのは本当に厄介だわ。患者さんも困ってるし、それを患者に伝えたところで納得してくれるようなことじゃないし。誰に言ってもわかってくれない。患者の満足がすべてではないけれど、彼の症状もあたしも、満ち足りることはずっとないまま、今後もずっと診療が続いていくんだな。彼との日記も、今日で閉じよう。ありがとう。

◇あたしのためのまとめ◇

ナントカ恐怖症。これの特徴は、その恐怖の内容や起こる状況が決まりきっていること、そしてそれらは悪化も改善もなくやはり決まりきってずっと繰り返されること、そして強迫のような「わかっちゃいるけど」感があまりないこと。

当然不定愁訴ではない。いやむしろ不定の逆で、一定だ。だから、患者はこのことの説明が上手でわかりやすい。今回の患者も「……」で述べているように、じつに明瞭でわかりやすい。神経が衰弱したり、器質的・機能的な衰えがみられたりする病状ではそうはいかない。訴えが散逸したり、症状評価の過剰・過小も両方起こりうるし、時系列もまとまらなかったりする。いわゆる不定愁訴だ。

ところで「喉が渇く」という訴えは、臨床医にとって鬼門ではある。うだうだと書かずに要点だけ言うと、「喉が渇きます」と患者から言われたら、患者の言い分をまず、①口の中が乾燥しているのか、②水を飲みたくなる落ち着かない気分があるのか、③水を飲むという行動（あるいは衝動）が抑えられないのか、とすぐに3つに分けて考えると良い。①は「口腔乾燥」、②は「口渇感」、③は「多飲」、とそれぞれ読み分けられるだろう。今回の男性では②なのだろうと思う。ただ、それは本来、決め打ちできない。薬剤性など、ほかにもいくらでも要因はある。

「治療のゴールを決めよう」、そう高らかに指導的に周囲に教える医者がいる。いわゆる中途半端に意識が高い風情の人。そんな、ゴールなんて初めから決められるかと思う。意識下では症状を完全に取り去ることを望んでいるのに、無意識下では完全になくなってしまっては困る。「そんなことがあるのか？」とか、「今回の男性がそうなのか？」とか、それは今問題にしないとしても、そんな患者がいるかもしれない中で、安易にゴールなんて最初に決められないはずだよ。あたしには決められない。

「症状がなくなったら困る人がいる」とか言ってしまうと、患者さんが気分を悪くするんだよね。「こっちは苦しいんだ！」「何てことを言うんだ！」と。でも患者さんなら、ほかの患者さんの気持ちがわかるっていうの？　そうじゃないでしょう。医者に「患者の気持ちなんかわかるか」と声高に言う患者さんは、とにかく主語や目的語のサイズが大きすぎるんだよね。患者さんだってほかの患者さんの気持ちがわかるとは限らないんだよ。人の苦しみや辛さは、自分を含め誰にもわからない。だからこそ、その当人の中で、それが何か別の症状に無意識下に置き換わるってことが起こる。

人間にはそんな変てこなことが、本当に起こるんだよ。

あたしの診察日記・エピソード９

21歳男性
「何と折り合うのか」

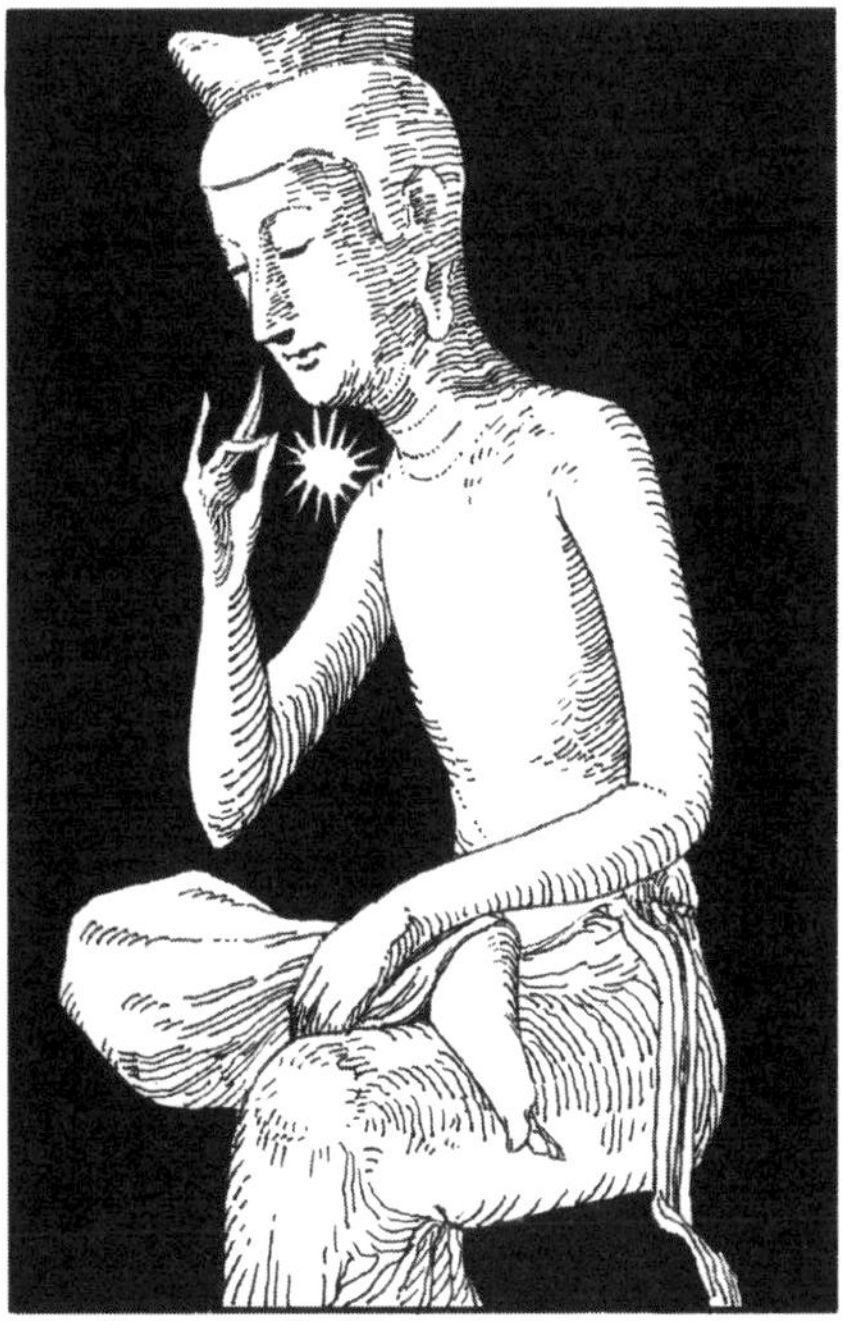

- 2月22日　初診
- 3月 4日　1回目の再診
- 3月25日　2回目の再診
- 4月30日　3回目の再診
- 5月27日　4回目の再診
- 7月 1日　5回目の再診
- 8月 5日　6回目の再診
- 9月17日　7回目の再診

二月二十二日　初診

今日来院する若い男の子は、私が大学時代にお世話になった先生からの紹介だ。先日久々にメールが来て、「よろしく頼む」と。前はよく依頼があったから、久しぶり。今回の紹介は腹痛ってことらしい。

「こんにちは」

身長は高くなく、むしろ低いかもしれない。痩せ型。素朴な見かけ。まぁ、あたしの言葉で言えば「垢抜けてない」感じだ。オタクっぽいと言えばそうだけど、最近はすごくイケメンでファッションにぬかりのない子でもオタクって場合もあるらしいからね。

紹介状には特にあまり有用な情報はない。自分で聴いて構築するしかない。ただ、彼の語りはとてもわかりにくかった。知能はありそう。なんか思いついた順にカクカク言うという感じ。そして、口調・声色は、とぼとぼとした感じ。とりあえず、たくさんしゃべりたいみたいな様子だった。精一杯しゃべってる。

彼は小学校でひどいいじめにあっていたことを、まず普通に語った。その時から、今回の主訴である「腹痛」は悩ましかったようだ。何日も高熱が出ていたこともあったという。小児科に割と頻繁に通院していたことを、彼は割と淡々と語った。

小学校高学年で、このままだと地元の中学に行っても同じだと思ったらしく、環境を変えようと中学受験にチャレンジした。その結果、中高一貫校に合格した。その後、高校一年生くらいまではよかったらしい。しかし高二くらいから週一くらいで腹痛に悩んだ。大学に入ってからは二、三日に一回は、そして去年の夏くらいからは毎日のように、お腹がつらいという。

彼は母子家庭だったそうだが、母は仕事で忙しかったので母の両親に育てられたらしい。つまり祖父母だ。ここが怪しいとあたしは直感した。とはいえ、まずは症状のことを聴かないとね。

「毎日つらいの？」

「大学一年の時に、町医者に過敏性腸症候群（ＩＢＳ）って診断されました。でもあんまりこういう自分みたいな患者の診療は得意そうじゃなくて、あまり話を聞いたり診察するとかじゃなく、サッと薬出してまた悪くなったら来てねみたいな感じでした」

「内科の先生？」

「はい。胃腸科とかって看板に書いてあるんですけど」

「なるほど」

薬を出すといっても、トランコロン（過敏大腸症などに用いる薬）とかだったらしい。そういえば、彼の語調が少し明るくなってきた。

「あ！　去年の十二月に尿の出が悪いことがあって泌尿器科に行ったんですよ。クリニックです。排尿のことは全然大丈夫だってことになったんですけどお腹のことも話を聞いてくれまして。漢方薬を出してくれたりしたんです。」

「泌尿器科なのにね」

「そうなんですよ！　で、イリボー（下痢型過敏性腸症候群に用いる薬）が良いんじゃないかってようやくいわれまして。どう思いますか？」

「いいんじゃない」

「あー、先生もそうですか。自分でも過敏とかストレスとかっていうふうには思うんです。でもほかにないのかなぁという気持ちもあります。ここ数年で体重も減ってきていますし」

「ストレス？」

　あたしはあえて全然わからないふりをして、極力きょとんとそう訊いてみた。

「祖父母が…なんていうか、強くなれ！　ってタイプの人なんですよ。甘えを一切許さないというか」

「やさしい感じじゃないんだ」

「その逆ですね。男はそんなハライタごときで負けてはいけない、いじめられるのは心が弱いからだ、みたいな感じです」

この細い体に向かって「強くなれ」ってすごいな。祖父母は全然彼のことをみていないんだろうな。

「あまり甘えることができなかった？」

「そうですね」

「全部禁止するやつじゃない？」

「です。テレビゲームとか漫画もダメでした」

「お母さんは？」

一応、当然のように母親のことも訊いてみた。

「母は、まぁこのお腹はストレスからというのはわかってそうです。考え方は祖父母とは違いますね」

ほかにもいろいろ聴いたが、印象は心身症の色彩の濃いＩＢＳだと思った。でもイリボーは良いとしてもそれだけでは…。

腹痛はいろんなタイプがあると彼は語った。彼独自の語りで。なんかたくさん言うから、もう忘れちゃった。ごめんね。ここにあたしがうまく書けないだけなんだけど、彼はなんか言葉の選びが変わってるんだよね。結果的に表現が少し風変わりに仕上がる。すごくとか病的に変とかじゃないから逆にそれが絶妙で。

確か、年に二、三回だけの、心窩部（みぞおちのあたり）を上方に突き抜けるような、数時間もがき苦しむ腹痛もあると言っていた。今年になってからは、微熱が少し出てその時にちょっと小走りで歩くとお腹に響くという腹痛も新しいタイプとして加わったと。ゆっくり歩くと大丈夫だと彼は力説していた。そう、彼は彼独自の発語のうねりで力説しているのだ。脳からのフローに口がついていけていないかのようにみえた。

「そういえば、漢方って何出されていたの？　その泌尿器の先生、やさしいね」

「はい。半夏瀉心湯《はんげしゃしんとう》（下痢など胃腸の不調に用いられる薬）と芍薬甘草湯《しゃくやくかんぞうとう》（こむらがえりなどに使われる薬）です。でもなんだか怖くてまだ正直あんまり飲んでないです」

さあどうする。すぐには無理だな。この子は、思春期を含めた長年の間、健全な甘えを許されず成育した過去がある。思春期って、「大人のファーストステージ」みたいな強くなるための過渡期じゃなくて、「子ども時代のラストステージ」ということで、最後にしっかりと甘えておく時期なのにな…本当は。幸いなのは、本人の頭が良さそうだってこと。あたしはこれから、この子とじっくりやりとりをすればいいんだ。三十歳とかになっても親と一緒に受診して親ばかりがしゃべって本人が全然説明しない人とかもいるけど、この子は頑張っている。良くなろうという意志をもって。とりあえず今日は血液検査。薬は、とりあえず手持ちのイリボーや漢方薬をどれか、適当に飲んでみてもらうことにした。

三月四日　一回目の再診

「イリボーを続けて飲んでみたんです。そうしたら便秘したみたいです。五日前くらいから。でも腹痛は減りました」

「そっか。腸の痛みが?」

「はい。でもたまった感じが嫌ですね。胃が変になる感じ。それで飲むのをやめてみたら下痢しました。それでまた飲みました」

イリボーには反応した。2・5 μgのを飲んでいるようだけど、それを連日だと多いのかもしれない。血液検査は全く異常なかった。

「大学卒業したら、どうするの?」

「バイトしたいです」

「バイト?」

「俳優になりたいんです」

「俳優?」

「はい」

「いいじゃない！　どんな俳優になりたいの？」

「先生！　ありがとうございます。こんなに話を聞いてくれるの、先生くらいです。平田満さんのような俳優になりたいです」

「渋いね。めちゃ趣味いいね。なれるよ～でも実力が要るね」

イリボーが純粋に多いのかな。とりあえず一日おきにしてみる。

三月二十五日　二回目の再診

「よかったり、悪かったり、です」

「そうか。生活はどんな調子？」

「もともと僕はストレスとかあまりないんですよね。演技の勉強してることがストレス解消というか。中高では演劇部の活動に打ち込めてたのは大きいです。打ち込みすぎたかもしれない。あまり加減がわからなくて」

「今は？」

「今は安定してます。芝居のことを考えてるとストレスがないです」

ほんとはストレス源ってきっと家だよね。聞きたいなってところであえて細かく聞かない。それがいつものあたし。イリボー隔日を続けてみる。

四月三十日 三回目の再診

「前回の診察のあとにすごくお腹壊しました」

「腹痛だけ？　下痢は？」

「両方ですね。あっ、下痢か。一応下痢です」

「一応ね」

「なんか今回ので、出かけるのとかまた怖くなってしまったというか」

「ああ」

「最近は腸のトラブルはそこまで強くは出ないんですが。漢方薬を飲んでみたり、なんとかやっています。量を調節したりして」

「運動とかはしてる？」

「あ、はい。公園に行ってのウォーキングはけっこうしてます。発声練習をするので公園は基本行くんです。でも最近はあんまり気晴らしにはならないですね。落ち着かないので別に筋トレしてます」

「いいね…それ」

そうそう。こういう神経質っぽい繊細な子とか、独特の感性のある子は、あまり内省するとかに向いてないから行動したほうが良いのよね。でも彼は割と成熟はしてるといえばしてるから、体調さえ良くなって体を操れるようになれば、内省もできるタイプだと思う。

「聞いちゃうけど、今回あまり治りきらないのは心当たりあるの？」

「あー、じつはオーディションの選考に受かってですね。まだ二次ですが。それで落ち着かないかもしれないです。好きなことなので本当は調子が上がらないといけないんですけどね」

なるほど。それはしょうがない。IBSで「外出が不安」と言われると、SSRI（選択的セロトニン再取り込み阻害薬）かな…と思わせる「証《しょう》」（患者ごとの体質や症状を俯瞰した漢方における診断項目）だけど、まだ彼はそこまでじゃないと思った。服薬との付き合いから生まれるあわい、行動の調節、自分の症状の陳述、いずれもまあまあ良い感じで、さすがこの子は賢い。覚えが良い。ただ、経過が長いし、何と言っても彼の家の環境因がねぇ…きっと今回は語ってないだけで、自分の俳優の夢に関して祖父母とのやりとりで悶着があったはずだ。これはまぁ、オーディションの結果次第なのかなあ。

IBSの「発作」への対処を決めておくことにした。お出かけ前に、ちょっとでもお腹が変だったら桂《けい》枝《し》加《か》芍《しゃく》薬《やく》湯《とう》（体を温めて緊張をほぐす薬）をお湯に溶かして一包服用してから出かける。これは儀式だ。出先でなってしまったら、ペットボトルの水やお茶で良いからやはり桂枝加芍薬湯を一包飲んでもらおう。

五月二十七日　四回目の再診

「なんか祖母が不安定です」

ああ、孫に「不安定です」と言われる家族関係ってね…。やっぱり特殊なんだろう祖母は。

「二週間くらい前に、昼食後になんか突然祖母に問い詰められたんです。将来のこととかで。そしたらその日の夕食後くらいから腹痛と下痢が来て。ものすごかったです。吐き気まで来ました」

「うわぁ、それは大変だったね」

「はい。その日、夜の間じゅう続いて。でも翌朝大丈夫になりました。起きてイリボー飲んだので。でも、イリボーってひどい時に飲むと効果の反動もひどいというか…安心な反面、なんだか堰き止められてかえって詰まってしまうような。なんか腸というものに振り回されて、かえってイリボーは飲まないほうが解放感があっていい感じがするとすら思いました」

「おばあちゃんがいろいろ心配してるんだね」

「はい、この通院のことも気にしてて。お薬とかは、祖母にとっては〈負け〉みたいなところがあって。努力が足りないっていうのが祖母の口癖です。例えば僕と外出する予定があったとして、それでお腹の発作でそれがダメになったとするじゃないですか。そうするとすごく不安定になって怒りますね」

「すごい信念だね。ある意味元気だね。おばあちゃんは楽しそうにしているってことはあるの?」

「…ないですね。すべてが義務感という感じです。でもそれを苦痛と思ってないですたぶん」

「へぇ、どんな人なんだろう」

「周りから信頼はされるタイプだと思います。あと、人に悪態をつくとかいう感じじゃないですね。でも僕については、なんというか、意志の力が弱い、計画性がない、やり方の工夫が足りない、とか、とにかく努力不足を指摘して来ます」

「辛いなぁそれ」

ついあたしに当てはめて言ってしまった。

「あと、すごく整理整頓するくせに物がどんどんたまっていきますね」

「指摘しても、捨てない？」

「はい。そもそも人の意見で自分の考えや方針を変えるタイプでは全くないですね」

「休まらないね…それは」

「祖母は休みが必要って考えがないです。休んでいる場合ではないって感じです。僕の過敏性腸症候群って病気も、受け容れられないみたいです。そんなの認めない、そんな病気はない、治らないならちゃんと診断してもらって来い、治るんなら治して薬もやめて戻って来い、って言ってます…」


そうか。「過敏」というのが心の弱さの象徴のような言葉に思えてしまうんだろうな。irritable bowelっていうのは「病的に過敏な結果、不快すぎる腸」って意味なんだけどな。そうか、素人は「過敏」というのが正気、つまり意識の中での話だと思ってるんだろうな。そうじゃなくて不随意、無意識の領域の話なのに。言うこときかないから「過敏」なんだよ。気のもちようで治らないんだよ。

さて彼はイリボーでかえって便秘になるという認識が入りすぎたのか、半夏瀉心湯はやめてしまったようだ。まぁ別にいい。イリボーをどう使っていくのか、彼の様子をみる。

七月一日　五回目の再診

「桂枝加芍薬湯を朝一包飲むと、すごくよいことがわかって、そのようにしていたらすごくいいです！」

「イリボーは？」

「とんぷくにしました」

「それでいい感じ？」

「はい。十日に一回くらいしか飲んでないです…もう」

自分で、良いやり方を身に付けたね。これで良い。

八月五日　六回目の再診

「まあまあですね。お腹はもう二週に一回くらいになってます」

そういえば演劇のオーディションってどうなったんだろう。まぁいいや、最近イラストレーターの仕事もしているらしい。あまり外出しなくなっているもののそこまでストレスはないらしい。お母さんが家にいる日が少し多くなったみたいで、それで良いのかもしれない。

「母がつくったものの時は、けっこうお腹痛くならずに食べれます。イラストの締め切りがあって、お腹がひどかった時は〝そのせいじゃないか〟って言われました。で、実際その通りでした。イラスト出したら治りました」

よく理解している。定期通院で自分の症状のことを医者に語ることで、「ちょくちょく他人とおしゃべりする」という構造ができて、結果的に、多少調子が悪くても自分自身で乗り切れるという形をつくれている。

九月十七日　七回目の再診

「いま演劇で台本書いてて、その締め切りに追われたり、イラストのほうでも締め切りがあって…それでけっこう振り回されてました。でも運動をするようにしました」

「運動？」

「ストレッチです。ネットでみつけたやり方で」

「すごいじゃない。すごく正しいことしてるよそれ」

自分でみつけて、自分で体を動かす。良いことだ。ただし、彼のお腹と一緒で、あまりに良くなると悪くなる時の反動を恐れちゃうだろうからあまり過剰には褒めなかったけど、承認はした。承認って大事だと思う。承認がわかりにくければ「高評価」って感じかな。そこそこ良くなるっていうことが、いかに大事かってことが彼との診療を通してよくわかる。

「いろんな人たちに、いろんなふうにいわれて、混乱するんですよね。自分の内面が複雑……というかめんどくさいやつだってことは自分でもわかるんです」

彼にとっては、そこそこというのがすごく難しいのだろう。

じつは彼もまた自分の考えややり方を、他人から言われて変えることはあまりない。これまであたしが提案した治療方針や指摘も、よく振り返ると全然受け入れてないし、服薬なんかも結局ほぼすべて自分で決めている。そう、全部自分で決めてるんだよね。あたしという存在はなんなんだろうね。「それはこういうことじゃない?」というこちらの意見やコメントを、そのまま受け入れることはなかった。彼は頑固なんだと思う。感性が強くて、それでいて柔軟性があるとはいえなくて、被暗示性もたぶん高くて、環境要因にブレやすくて。それもあって体調を悪くすると余計に悪くする。それなのに、認識が特異で、頑固で、自分を省みて自己の考えや行動を訂正しようという気づきは容易には入りにくくて、人のアドバイスを取り入れるという形になりにくいような心性をしている。あたしの腕がなくてそのせいで彼の体調がいまいちなのかな。それとも、彼にとってこの世が生きにくいせいだろうか。

あたしは引き続き「流れに乗って」診ていくだけ。定期通院という構造形成のみを、主眼に置いて。

　診療というのが、終結があって、治って終わりというのが普通あるいは理想なのだとしたら、あたしの診療は特別あるいは現実的ということになる。あれ？　特別かつ現実的？　わからなくなってきた。特別なことがリアルなんだね（みんな違ってみんないい、の別な言い方だね…これ）。そうだよ。「変わってる」っていう考え自体が少しおかしいよね。均一的な調和のほうが、めずらしいことなんだよ。

　彼の症状はきっと、完全に良くもならずたまに悪くなって…が続くでしょう。ならばあたしも、完全に良くもしないでおこう。このフレーズだけを切り取られると問題発言だけど、それは違う。すごく良くするとその反動が来てしまうの。そこそこ良くするためには、患者の協力が要る。ちょっといまいちな状態と折り合いをつけてもらう必要がある。ちょっと待って。折り合いって、何と折り合いつけるの？　ところで彼が変なの？　社会が変なの？　何が変なの？　折り合いって言われても、付き合えって言われても、これが難しい。難しいって言い続ける診療が、今後もずっと続くんだろうと思う。彼との日記も、今日で閉じよう。ありがとう。

◇あたしのためのまとめ◇

振り返ると、結局彼の祖母が悪いんじゃないか…とそれで終わっちゃいそうに思える。でもたぶん問題はそこじゃない。

これ自分でも読み返して驚いたんだけど、今回あたし、彼の話を聞いて、少しコメントだけして、ごくごく普通のやりとりしかしてないと思う。あたしと話をすることで、彼が勝手にまとまっていった感があるんだよね。強いて言えば、あたしは環境をつくった。彼が普通にお話をできる環境を、つくった。

今までの彼の周り、彼の所属する社会はたぶん、すべて彼を普通じゃないとみなしたんだ。だから彼が居づらかっただけ。かつて彼をいじめた人たちや、彼が窮屈に思った社会は、彼に何か危害を加えられたの?

彼は調和すべきだったのかな。あたしはそうは思わない。彼はそもそも調和を望んではいない。いじめというのはすごく幼稚で粗野で本能的で身勝手な理由や経緯で起きる。彼の周りが調和を望んで、彼に調和を強いたのだとしたら、何が調和なんだと言ってやりたい。調和しないことが、彼の調和だったのに。

彼に最初に漢方薬を出した泌尿器科の先生は素晴らしい。だけど、その先生はおそらく特別優しいわけでも、すごいテクニックを使ったわけでもないと思う。あたしと一緒で。たぶん、「どうしたの？　お腹痛いの？　しょうがないな」くらいのラフでライトなテンションだったと思うよ。この「どうしたの、大丈夫？　お医者さんに任せな」って感じで接する医者って、最近みかけないよね。確かに基盤に最近の医療情報のインフレみたいなのがあるのは否めないし、あたしもそれは知ってる。どんどん患者さんのほうが頭でっかちになってるような現象はあるにはある。でも、医者がワザをみせないからダメなんだとあたしは思ってる。機器や薬剤の進歩…それも良いんだけどそれ全部ワザじゃないじゃん。患者さんは、医者のワザに畏敬を覚えるんだよ。「鬼手仏心」の鬼手も仏心も両方ないんだもん、最近のお医者さんは。

わけがわかる患者さんばっか診てて、何が楽しいのよって思う。ていうか、誰がわけがわからないのかな。わけがわからないのは誰のほうなのかな。

ああダメ、今日はなんか気分が悪い。その辺の気持ちを十把一絡げにひとまとめにすると、全部彼のおばあちゃんのせいにしたくなる。ただ、そんな彼のおばあちゃんはきっと強迫性パーソナリティ障害で、彼女もまたサポートが必要だったりするのかもしれないね。でも今日は、それは考えないでおこう。いつかの名優さん。素晴らしい演技で、あたしを楽しませてね。

40 歳女性
「目が醒めても醒めなくてもつらい」

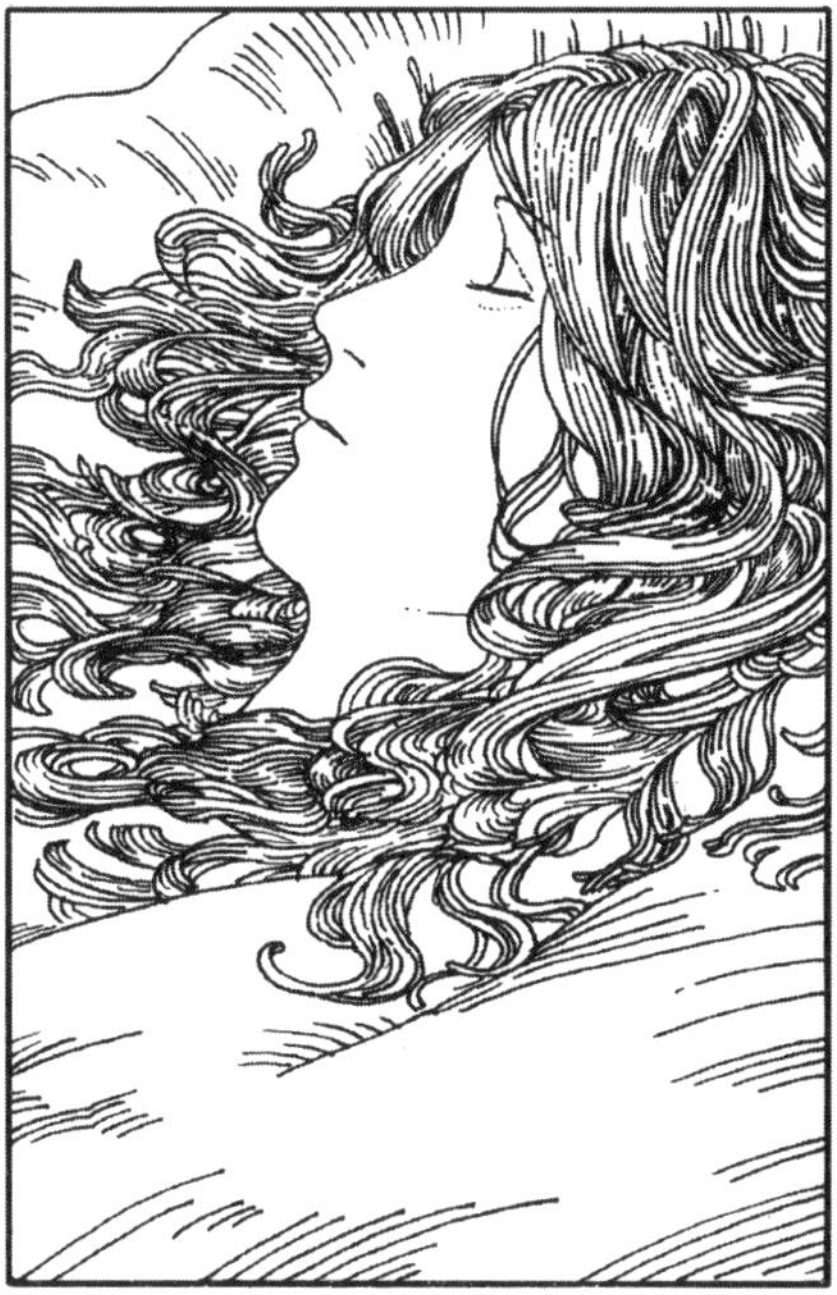

- 9月 8 日　初診
- 9月 19 日　1回目の再診
- 10月 10 日　2回目の再診
- 11月 6 日　3回目の再診
- 12月 17 日　4回目の再診
- 1月 16 日　5回目の再診
- 2月 20 日　6回目の再診
- 4月 28 日　7回目の再診
- 5月 22 日　8回目の再診

九月八日　初診

今日の患者さんは、いったいどう主訴をまとめようか、悩んでしまう。主訴がうまく書けない。

主訴【ずっと寝てしまい、目覚ましで起きられない】

まぁこれなのかな…彼女は十代の頃から、寝るとずっと寝てしまって、朝に目覚ましで起きられないという。小中学生の時は、自分では起きてこず、親に起こされていた。それで起きられていたので問題はなかった。高校の時、バイトを始めた頃から支障を感じ始めた。それでも実家で暮らしている時は問題はなかった。

しかし24歳で結婚して、その後くらいから悪化していると彼女は言った。夫からかなり強く起こされても起きないという。彼女の職業は、某地下鉄線の総司令所での勤務だそうだ。

「激務なんですか？」

「いえ、むしろ普通の仕事より休憩は多いかもしれません。ミスが許されないので集中がもつ短時間しか連続勤務させないシステムになっています。緊張感のある業務です」

「なるほど。帰宅時間は？」

「それはまちまちですね。早出、遅出、休日出勤も含めて、バラバラです」

あたしは職業上「職業当て」はかなり得意なほうだが、さすがにこれはわからなかった。格好も、いわゆるＯＬさんとも違う服装をしている。洗練された大人のカジュアルで、そのセンスに同じ女性として少し唸らされた。

「最近はもう、旦那が私に対してストレスフルらしくて。歯ぎしりも増えた気がするとか言ってました。なんか申し訳なくて。結婚してからほぼ毎日旦那に起こしてもらってるんですよね…正直」

「いびきはするの？　日中は眠いの？」

「…それは、これまでの病院でも聞かれますけど、昼間は眠気があるのかもうよくわからないです。気が張っているので。いびきはしないらしいです」

「そもそも睡眠時間は長いの？」

「はい。昔から長時間寝るタイプです。寝てる間は一切起きません」

そりゃそうだ、とは言わずにあたしは質問を続けた。

「寝相は悪いの？」

「悪いみたいです。夢遊病っていうんですかね。寝てる途中に起き上がってキッチンの冷蔵庫のところまで歩いて行ってポッキーを食べて袋も捨てずにそのままリビングのソファで寝てしまったりとか」

「なるほど。それ、記憶あるの？」

「ないです…」

「それって、隣で寝てる旦那さんは気付いてた？」

「いえ。就寝して割とすぐだったっぽくって。寝てから2時間とか？　だから気づかなくて。まぁそれは自分もですが。…状況からさっきのように推定しました」

「ほかの時で、旦那さんを殴るとか、その辺のものを壊すとか、翌朝に何か壊れてるとか怪我してるとか…」

「そういうのはないです！」


ここに来る前に、じつはけっこう精査されている。睡眠専門のクリニックに行って、ポリソムノグラフィ（終夜睡眠ポリグラフ検査。睡眠時無呼吸症候群などの診断に用いられる検査の一つ）も受けている。しかも別のところで2回。耳鼻科や呼吸器科にも行っている。きっと睡眠クリニックの医者に行けと言われたんだろう。別にSat（酸素飽和度）低下とかはないんだけど。脳波もどうやら異常はないらしい。レムとノンレムの比率におかしいところはない。レムが多いわけでもない。

そもそも問診では、日頃の入眠困難とかはないと言っている。ただ、明日も起きられなかったら…とすごく不安になるという。かなり意識していても起きられない。もちろん複数のスヌーズ機能やいろんな覚醒グッズみたいなのも試したらしい。それだけにかなりもうこ・・・のことにくたびれたと言っている。

「起きればいいっていう問題点はわかってるんですよね。わかってるのにできないんです」

「そういえば、親はどうだった?」

そうあたしに言われて彼女は少し表情が素に戻った。

「母も朝が苦手でした。母が37歳までダメで、ある日から起きられるようになったらしいです。それなので私も様子をみてたんですが、もう私は40になってしまって…」

「お酒とかカフェインは帰宅してからは飲むの?」

「紅茶飲みますけど少し。アルコールはたまに」

「これまでの先生はなんて言ってました?」

「気合いが足りないって」

あたしたちはけらけらと笑った。気合いの問題じゃないよね。どんなことだって本人の悩みなんだから。昔、「18歳寿司職人、主訴・朝起きられない」って子がいたのを思い出した。

でもあれは気合いの問題だったかも。

睡眠ってすごく個性があるよね。日本の教育が画一的すぎるんだよ。とにかく早寝早起き、早寝早起き、それぱっか言ってくるからな学校の先生は。こっちは遅寝遅起きなんだよ。この恨みは忘れないぞ、文部省。「遅起き＝気合いが足りない」「遅寝＝だらけている・怠惰」みたいなレッテル貼りは今でもなおそのへんにありふれてるからな。あたしはこの問題には五月蝿《うるさ》いよ。このことであたしとおんなじように困ってる人には協力するよ。早寝早起きができることが素晴らしいんじゃない。それが自分に合っていることが素晴らしいだけだ。

この患者さんに心の中で言おう。必ずよくするからね。今日は採血と、あとは後日念のため脳のＭＲＩを撮っておく。

九月十九日　一回目の再診

「先生、この前はありがとうございました。なんか話をしたらそれだけで落ち着きました。本当にありがとうございます」

まだあたし何もしてないけどね。採血も脳も検査上全く問題はない。

まぁこのケースは本人が困ってるって言うんだからパラソムニア（睡眠時随伴症）なんだろうね。でもレム睡眠行動異常症って言えるほどの情報は揃ってない。行動が全然荒々しくないもんね。

「そのポッキー食べちゃったのって」

「先生やめてください。もう恥ずかしいです…それ」

「あ、いやそうじゃなくて、冷蔵庫からポッキー取り出して食べるのって、起きてる時にいつもしてることなの？」

「そうですね。仕事から帰って、疲れ切ったな～という時に食べるんですよね。自分へのプチご褒美で。箱のやつじゃなくて、小さく小分けになったファミリーパックみたいなのです。わかります？」

「わかるわかる。あたしそれブラックサンダーでやってる」

あたしたちは前回に引き続いてまたけらけらと笑った。

「症状は…どうしよっか」

治したい、治したいと彼女は言った。これ以上旦那に迷惑かけられないしと焦る一方、もし起きられなかったら仕事上困るしと矛盾する気持ちを述べた。

「眠りを浅くする薬ってあるんですか？　もしそれを使ったとしても、脳が休まってなかったら仕事中に眠くなっちゃうかもとは思いますが…」

不安が強い。睡眠からの覚醒についての解釈に関しては、長年ということもあってかちょっと強迫的なところもある。いわゆる「わかっちゃいるけど」感だ。

レム睡眠行動異常症ではなさそうだし。あと、パラソムニアって言っても行動も大したものはない。ポッキー食べちゃうなど他愛もないことだ。本人が知ってショックを受けてるだけだ。別に錯乱したり、無茶食いしたりしてるわけでもない。はぁはぁとパニックになったり、強い自律神経症状があるわけでもない。

クロナゼパム（てんかんや不随意運動に用いられる薬）…って感じじゃないな、直感では。これまでのポリソムも一応結果を信じれば、レム睡眠行動異常症ではないとするとSSRI（選択的セロトニン再取り込み阻害薬）っていうのはどうだろう。いやここでSSRIを出すと薬物誘因でレム睡眠行動異常が惹起されてしまうではないかと突っ込まれるかな。いや。大丈夫だと思う。SSRIってレム睡眠を抑制して減らす作用があるよね。そうするとノンレムが増えて眠りが深くなるじゃん…っていうほど簡単じゃないんだよね、人間の体は。ところでSSRIの副作用で「覚醒」ってあるけど、この頻度って案外多いのよね。傾眠・鎮静と比べたら覚醒のほうが多いよね。

この患者さんは、正直睡眠そのものは「個性の範ちゅう」とも言える。この患者さんの睡眠にbiological（生物学的）な異常はさほどないのだと思う。もう、一種の社会障害になっているのだと思った。「覚醒不良」という事実に、本人が悩んでいるんだ。レムが減ってなんかバランス崩すってことはないんじゃないかな。セルトラリン（ＳＳＲＩの薬品名の一つ）を導入してみる。まずは０・５錠、つまり12・5㎎だけ寝る前に。薬が飲めるかどうかをみる。

十月十日 二回目の再診

「薬飲めてます」

「そう。途中で起きる？」

「そうですね。意識しすぎちゃうせいか。でも変な行動はないみたいです。起きてもその後すぐ寝付けますね」

かなりそこは意識するよね。しょうがない…まぁそのうちいずれ。

「ああ、あとでも。やっぱりまだ起きられませんね。二度寝しちゃいます」

「二度寝？」

あたしは最初二度寝の意味がわからなかった。結局わかったけど、つまり朝起きる時の話らしい。彼女にとってやっぱり朝の起床が関心事であり、問題なんだ。

「一度目、目覚ましで起きれて、そこで起きた記憶はちゃんとあるんですよ。それでまた寝ちゃって…そのあとはいつも通りで…」

「え！　一度目起きれたじゃん！」

「はい、でも…起きられるようになったわけじゃないので、もうちょっとよくなりたいです」

良くなってる気がする。でも3週間くらいで早速ちょっと反応がある。期待できそう。副作用的な言い方を全然しないから、セルトラリンは25㎎に増量しよう。

十一月六日　三回目の再診

「二度寝がひどいです…まだ」

「いいところはなかった？」

「起きてからのだるさがなくなりましたね。起きてしまったらけっこう動けるようになりました。あと夜中にあまり目が覚めなくなりました」

「すごくいいじゃない」

「一度目は目覚ましで起きれるんです。でもまた自分で止めちゃって…それで旦那に起こされて」

一度目を目覚ましで起きれてるじゃん、って喉元まで言いかけた。目が醒めても醒めなくてもつらい。けっこうデリケートだね、やっぱり人間は。

「旦那はかなり揺すってるらしいんですよね。なんかもう嫌になっちゃう…」

よし。なかなか良い。これを続けてみよう。

十二月十七日 四回目の再診

「なんかだめですね…今回。2週くらい前から、かなり刺激を受けないと起きれなくなっちゃいました。もぞっと反応はしてるらしいんですが、起きれない。わずかに起きても二度寝しちゃう」

「寝つきは？ トータルではどれくらい寝てるの？」

「いいです。5時間くらいですかね。休日は6時間とか」

不満が募っている。普通にとても良い感じなんだけどな。何かアクションをとらないといけない。

「昼の調子はいいんだね」

「はい、かなり上がりました。なので、お昼もこれまではいまいちだったのかなと思いました。そこはうれしいです」

「ちょっと薬増やしてみようか」

セルトラリンを1・5錠＝37・5㎎にしてみる。

一月十六日　五回目の再診

「あけましておめでとうございます。あの、薬増やしてみたんですがあまり変わりないです…」

「そっか。ところで仕事を遅刻するとかはあるの？　年末年始大変そうだし」

「いや、ないです」

「夜中の感じは？」

「起きないですね…最近。この一ヶ月で二回だけです、夜中に起きたのは。一回はトイレです。もう一回はなんとなく目が覚めて。それを覚えていて、で、またすぐに寝ました」

「旦那さんは何て言ってる？」

「無意識に起き出して歩き出すみたいなのはもう一切ないって」

セルトラリン、50㎎に増量してみる。

二月二十日　六回目の再診

「朝の起床は、変わりないです…」

あたしは、ここは気を遣った。50㎎に増やしたのにね、というふうにもっていかなかった。

「昼間のパフォーマンスとか、気分はいいんだよね？」

「はい、とてもいいです。夜中、途中で目が覚めるってこともないです」

人間は、昼間の調子が重要なんだよ。今日はこういうほかなかった。ごめん。ここはお互い頑張りどころだよ…きっと。薬は同量で、二ヶ月後にしてみた。

四月二十八日　七回目の再診

「なんか受診の間隔をあけたせいなのか、最近夜中にけっこう目が覚めますね。2時間くらいで起きちゃう」

「そうなんだ」

「朝の起きたあとのだるさも出てきていて。二度寝はまだありますし」

「仕事は？」

「そっちはすごく快調です」

　気分は良さそうなんだけどなぁ。もしかしたらセルトラリンが多くなってきたのかも。夜中に目が覚めるっていうのは、ＳＳＲＩで覚醒が起きてしまっているのかも。

「夜は、またなんか夢遊病みたいなやつはなさそうかな？ポッキー的な」

「ないです。なんか寝て2時間でパッと目が覚めちゃうんですよね。それでその後数分たっても寝れなくて。トイレに行ったり、ボーッとテレビつけたり、水分とったり。それでその後ベッドに戻ると寝られるんですけどね」

「休日はどう？」

「すっごく、だるいっていうか体が動かないです。休みの時だけ。やんなきゃと思ってもできない感じ。眠くもないんですけどね、なんだかかかったるいような」

　これはＳＳＲＩの離脱症状にみえるな。あれかな、休日の前日だけじつはセルトラリンを飲んでないのかもしれない。とりあえずセルトラリンを減らす。休日のことというより、夜間の覚醒がいかにもＳＳＲＩの副作用にみえるから。

五月二十二日　八回目の再診

「夜、途中で起きちゃうの減りました！　そのかわり、朝起こされてからの覚醒が悪くなった気がします」

「二度寝ね」

「はい。また寝ちゃいます。そういうことがこの一ヶ月で四回くらいありました」

「旦那さんは、困ってる？」

「あ、いえそんな困ってないみたいです。じつは関係ないところでも会話が増えてなんだか前より仲良くなりました！　先生のおかげです」

「朝起こすのもそんなに嫌がらないんだ…ご主人は」

「まぁ長年ですからね…」

なんとまぁ。これ、彼女が勝手に空回りしてたのを、あたしが少しだけ空回らなくしただけだね。

「ご主人は、寝相は何て言ってる？」

「すごくよくなったって言ってます。ここに通うようになってから、夜中の謎の無意識の行動がなくなりました。そこはぜんぜん違います。思えば〈なんで私ソファにいるんだろう、ベッドに寝たはずなのに〉みたいなのがけっこうあったんですが、なくなりましたね」

「その変化は感じるんだ」

「はい。これ、たぶん幼い頃からありました…だからその変化がわかるんです」


　こんな長年のことが、病気であるはずがない。彼女は睡眠の問題としてあたしを受診したけど、結局あたしは睡眠そのものはそんなに治してない気がするし、そもそも彼女の「寝るとずっと寝てしまって朝に目覚ましで起きられない」という一番の依頼にはほぼ何も応えられていない。

　治ったのは、日中のパフォーマンスだ。昼間の気分や活力、はっきりした感じになったのはすごく満足度が高かった。これは…ＳＳＲＩが効いたんだな、要するに。睡眠にはあまり作用はしていないかな。昼間の調子を良くすることで、睡眠もいくらか良くなったのかもしれない。漠然とした疲労が取れて、身体的にも精神的にも負荷が取れて。それでパラソムニアっぽいのがなくなったのかもしれない。

　ていうかこれ、ノンレムパラソムニア（NREM parasomnia）ってことで良いよね？　以前読んだ文献をさっき読み直したけど、「ノンレム睡眠からの覚醒障害」っていうのに分類されると思うんだよね。結局彼女には「寝られていないのか、起きられないのか」という静かな長年の自問があって、そしてそのどっちだという問いももって来た。まず、寝られてはいる。彼女は夢をみない。だからレム睡眠から覚醒はしていない。ではノンレム睡眠から覚醒してるかというと、彼女はそれがうまくできていないんだ。ノンレムから起きようとしていることが問題なのか、レム睡眠から起きられないことが問題なのか。きっと、あまりにレムから起きられなさ過ぎているのだろう（もっとレムから起きてくればいいのに…）。病気というより、そういう脳のクセなんだ、彼女の。ではＳＳＲＩとかでレムを抑制すれば良いかっていうと、別にレム睡眠で覚醒していることで困っているわけじゃないからそれも合理的ではない。

ノンレム睡眠からの覚醒障害。分類上は、彼女の場合は「睡眠時遊行症 sleep walking」ってことになる。これは成人例だから、慎重にみていったほうがいい。彼女の mental status（精神状態）は幸い悪くはない。「夢遊病」だと笑い話にせずに、このままキープすればきっと大丈夫。彼女との日記も、今日で閉じよう。ありがとう。

◇あたしのためのまとめ◇

とにかく夢遊病って、語の選びが悪いよね。英語だとsleep walkingだけどこれはこれでなんかシャープ過ぎる。

パラソムニアというのは、睡眠中にするべきではない行動をしてしまうことを言う（文献1）。それを、レム睡眠中に起きるパラソムニアとノンレム睡眠中に起きるパラソムニアとに分ける。するとこの患者さんは後者で、正式には「ノンレム睡眠からの覚醒障害」と呼ぶ。詳しくいうと、ノンレム睡眠からの不完全な覚醒をした時に生じるパラソムニア、というわけだ。さらにその内訳があって、睡眠時驚愕症（「夜驚症《やきょうしょう》」と言ったり）、錯乱性覚醒、そして今回の睡眠時遊行症がある。大体こんな感じらしい。

文献をいくつか読んでみた（文献2～4）。読むとわかるんだけど、この日記で彼女のもろもろが描写された形になったわけだけど、これ全部が「睡眠時遊行症」のゲシュタルトそのものなんだよね。

彼女の「行動」は幼少期からのもので、睡眠に入って割とすぐ（2時間くらい）にベッドから歩いて何かするなど慣れた単純な行動をとるが、本人はそれを覚えていないか漠然としか思い出せない。夢をみたという回想もない。行動の内容は特に荒々しくないのであまり家人が慌てて制止するほどでもない。過労やアルコール摂取はトリガーになっている可能性がある。あと家族歴がある。彼女の母親も同様だったようで、しかも母親の予後は良さそうにみえる。今回の彼女も、あたしと面談してるうちに「行動」は改善した。唯一異例と言えるのは、彼女の年齢だろう。成人になってしばらく経っているのにまだこのパラソムニアを持ち越していた。彼女の年齢で睡眠時遊行症があるのは2％に過ぎないという文献がある（文献5）。

彼女の困りごとの「朝起きられない」というのは、パラソムニアとはまた別次元の問題なのだろう。彼女はこのことでいよいよ困りだしたのは、結婚で実家から出たあとくらいからだった。ベッドパートナーに迷惑をかけたくないという不安、その一方で遅刻や日中の集中力低下が許されない業務、などがもろもろ折り重なってできあがった広義の社会不安が形成されてしまったのだろうと思う。

そうなるともう、「睡眠の個性」を認める社会にならないと彼女の悩みが消えないのかもしれない。でも、個性を医療・診療で認めるのは難しい。彼女が「朝、起きにくい体質」というのは、別に睡眠医学的な問題ではないのだから。性格を直せないのと一緒だ。図書館で本を読んでいたいような子供にドッヂボールを無理に誘ってやらせたり、屋内でテレビゲームやっていたいような人をバーベキューに連れ出すみたいな感じの、あの苦痛だよ。あたしとしては、彼女が今後もうちょっと具合が悪くなったら、職場にちょっと物を申して、例えば午後から出勤して夜帰ってくるみたいな勤務に特化してもらおうかと思ってる。睡眠に個性を認めてほしいよ。健康と直結するんだから。

そういえば、睡眠医学的には単なる夢遊病であっても、行動中に周りの人が無理にその人を覚醒させようとすると、暴力的な攻撃を受けることもあるらしい（文献4）。優しく放っておくのが良いのだとすれば、この病態のほとんどが思春期までに軽減あるいはなくなるのも、親の優しさの中で暮らしているからなんだね。今回の彼女はきっと、旦那さんの優しさに包まれて治っていったんだ。優しいご主人が彼女の「夢遊病」を無理に止めようとしなかったというのは、つまりそれこそが愛情だったんだね。これはきっとどの大人にも当てはまらないだろうから、睡眠時遊行症が成人だと慢性化しやすい（文献4）というのは、生物学的にではなく、社会的な背景によるのかもしれないと思った。

◆参考文献

1) 河合　真（著），香坂 俊（監修）．極論で語る睡眠医学．丸善出版 p53-4，2016.
2) 加藤久美．ノンレムパラソムニア．臨床神経生理学 48 巻 1 号 p45-9．2020.
3) 小栗卓也，立花直子．レム睡眠行動異常症．臨床神経生理学 48 巻 1 号 p50-8．2020.
4) 足立浩祥，杉田義郎．NREM 期の睡眠時随伴症．睡眠医療 5 巻 2 号 p135-9．2011.
5) Ohayon MM, Guilleminault C, Priest RG. Night terrors, sleepwalking, and confusional arousals in the general population: their frequency and relationship to other sleep and mental disorders. J Clin Psychiatry. 1999 Apr; 60(4): 268-76; quiz 277.

落丁

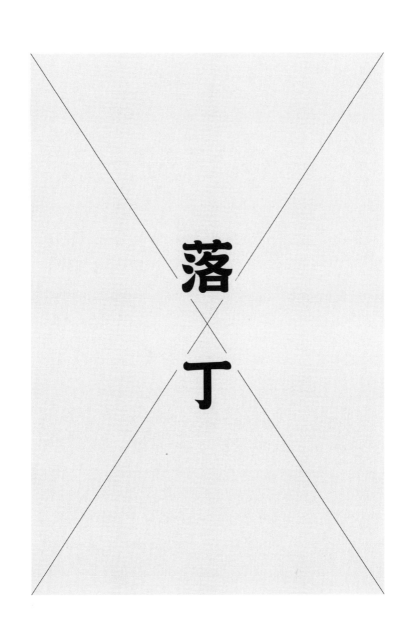

落
丁

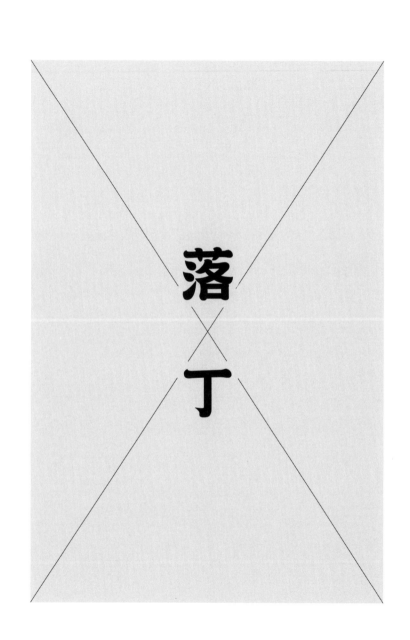

落丁

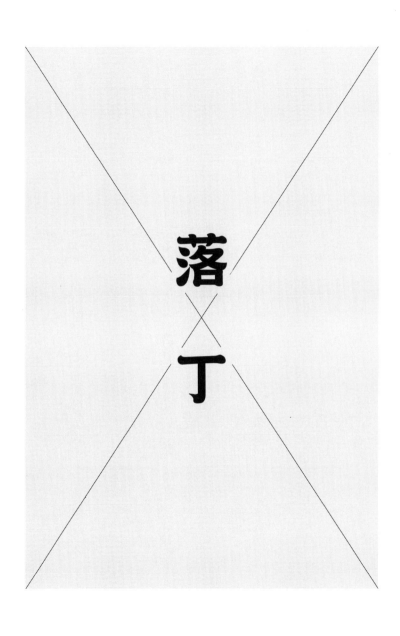

し腫れていたとかで、こういうときは伝染性単核球症（伝単）だろうといわれて。それからずっと熱が下がらないというわけです」

「三年前からずっと…24歳の時からか。その時のデータはまだもってる？」

「あ…、もうないと思います」

「ちょっと前のデータだけど、そこへ取りに行ってもらえるとうれしいな」

「わかりました」

このあとは、一応主訴が「熱が下がらない」なので、熱について聞いてみた。でもあまり特別な情報はなかった。患者さんの体温の記録をみると朝の七時には大体37・0～37・5℃くらい。夜の二十一時には大体38℃前後くらいになっている。今年はもう三月くらいから出勤できていないとのことだった。去年も、仕事は休み休みだったという。他の症状は、痛みとかはなく、だるさや頭痛が多い。ひどい日は動けないくらい。体温の計測値が平熱でも、体の中に熱があるように感じることもあれば、38℃とかあるのに比較的元気なこともある。熱がある時の採血ではＣＲＰ（炎症を調べる血液検査の一項目）はいつも完全に陰性だった。

「仕事は何をしてるの？」

「えっと、パタンナーです」

「服とかの？」

「あ、そうです！　先生よくご存知ですね！」

パタンナーというのは、デザイナーの提示したデザインあるいはデザインコンセプトを「パターン」と呼ばれる型紙にする仕事のことで、デザイナーからの注文を受け取る感受性や、パターン製作時のイマジネーション、そして何より繊細な技術を要する仕事だ。もちろんピンキリの世界だとは思うけど。この患者さんはきっと細やかな仕事するんだろうな。

「今は復職してるの？」

「時短みたいな形です。もともとフリーめな仕事ではあるので」

「レディースものの服なの？」

「え？　あ、はいそうです。…ユニセックスものとかも多いです」

ユニセックスかぁ。とりあえずこの子の熱は、高体温だろうとは思う。特に外傷とか頭蓋内病変とかもないし、環境障害とかでもないので、伝単に罹患後の機能性高体温の遷延。これが一番疑わしい。

「原因とかで、気になるところある？」

「うーん…」

「もう三年でしょう。原因っていうより、もうなんでもいいから熱下げたいって感じじゃない？」

「そうですね。体調よくしたいです」

　この子は賢い。きっと良くなるような気がする。ひとまずは、その三年前に伝単と言われた時のデータの取り寄せから。

十月三十一日　一回目の再診

「先生、じつはあの時のクリニックに行ったらもうデータはないっていわれました…それで」

「え？」

　あたしはつい患者さんの発言を遮ってしまった。そのクリニックのなんて雑な案内だこと。

「それで、同居人にそれを言ったら、同居人が丁寧にファイルして保存してあったんです。それがこれです」

「え！」

　あたし「え」しか言ってないけど驚いた。何が驚いたって「同居人が丁寧にファイル」ってとこだよね。

「同居人って彼氏さん？」

「はい…そうです」

ちょっと混乱してきた。彼氏はすごくまめだなぁと思いつつ、今あたしの目の前の患者さんは患者さんですごく細かい作業と繊細な感性をもっていそうな子でもある。性と行動の関係性って、もうよくわかんないな。三年前の血液データをみてみた。患者さんは、あたしをじっとみている。

「確かに肝臓の数字が上がってるね」

トランスアミナーゼが3桁、アルカリフォスファターゼが1200とか。確かにまあまあな肝炎だ。でも白血球は上がっていない。リンパ球も上がっているどころか、ちょっと低い。

「この時ってそんなに首のリンパって腫れてた？」

「あ、いやそうでもないと思います。少なくとも自分ではわからなかったです」

わかった…これは伝単ではない。そうか最初から思い違いをしてるんだな。大体もう全貌はわかった。あとはこの高体温をどう治すかだな。

「ありがとう。役に立ちました。これ…三年前のは伝染性単核球症じゃないっぽいよ。だから検査を追加するね。血液検査です。それはそれとして今の熱のことだけど」

あたしは、発熱と高体温はどちらも医学用語で、同じ「体温の計測値が高い」であっても全く違うものであることなどについて、噛み砕いて紙に書いて説明した。日本語で書かれてある（國松淳和：機能性高体温症の臨床，心身医学 60巻3号 p227-33，2020）関連文献も紹介してコピーを手渡した。医学雑誌のものだけどこの子なら読めると思った。患者さんはふむふむと聞いている。すごく真剣な目をしていた。

「それじゃ体の負担をとるっていうのが、治療なんですね」

そうそう。だからあなたのもっているその片頭痛とか、そういう体調を漠然とまず良くすることが大事なのよ。

「最近は時短とかで復職したっていってたじゃない？　それはとてもいいことよ。やれる範囲でいろいろやっておくっていうのは大事」

「そうですか。よかったです！　前の先生は、なるべく安静にしなさいって」

「それもいいんだけどね。あたしも前はそうやってアドバイスしてた。でも、安静にしすぎるとかえってなんか悶々としちゃうよね？」

「そうなんですよね。逆に熱を意識しちゃいます」

「漢方薬とか飲んだことある？」

「漢方ですか？　ないです」

この患者さんには加味逍遥散《かみしょうようさん》（月経や更年期に関連する女性特有の症状に用いられる薬）が合う

気がする。いや、合うんだよ。まずはここからいこう。今日はあと血液検査をする。

十一月二十一日 二回目の再診

「先生、漢方ですがとっても効いている気がします」

「そう！ どんな感じ？」

「体が軽くなって、頭痛が弱くなって、あ、あと熱の上がりもよくなりました。眠りも深くなった気がします」

すごいね。まだ三週間だけどさっそくはまった気がする。あとはあの件だ。

「それでね、この前ここでやった血液検査のことなんだけど。じつはB型肝炎ウイルスが陽性だったんですよ」

「え？」

「ほら三年前の。あれ、伝染性単核球症じゃなくてB型肝炎だと思うんだよね」

「ああ！ あれはそうだったんですね…ああ～」

「そうなの。だから彼氏さんに言わないとね」

「そうですね。なんか申し訳ない気持ちです。自分のせいで。きっと彼にもうつってますよね」

まぁそうかもしれない。否定できないって今日は言っておいた。でも検査はすべき。さあまだこの患者さんの体温のことを評価するのは早い。そういえば、今日あまり熱のことは話に出なかったな。さっそく治療が成功しているかもしれない。じつは機能性高体温症の治療の成功は、体温が下がることではなくて、体温のことが話題にならなくなるってことでわかるんだよね。これ、かなりみんなわかってないよね。加味逍遥散のままで様子をみる。B肝はいずれ治療しなきゃだな。

十二月二十六日　三回目の再診

「先生、まだやっぱり、動いたりするとけっこうだるいです。熱も上がりますね」

「漢方は飲めてる？　仕事が忙しかった？」

「飲めてます。仕事はそうですね。忙しいというか、今のプロジェクトのデザイナーさんと相性が悪くて」

「どんな感じ？」

「私はどちらかというと、コンセプトとかテーマ、ふんわりと雰囲気とか、そういうのをいただいて自分で感じてやるのが好きなんですが、かなり細かく指示してくるんです」

この子があまり言わないだけで、きっとすごい大事な仕事をしてるんだと思う。じつはこの子のいつも仕事で関わるデザイナーのブランドの名前をファッション好きの友達に言ったら、それはすごい有名なブランドだって驚かれた。そうだよね。だってこの子は、この一年以上仕事を休み休みやっていても、先方から切られないんだもん。絶対、この子にしかできないそんな仕事があるんだ。すごい。大げさに言えば、「シーン」がこの患者さんの仕事を必要としてるんだ。あたし、この子の体調を良くしてあげないといけない。

「あ、それで先生」

ハッとしてあたしはおどおどと目線を揃えた。

「先生にいただいたあの論文の、ＳＳＲＩ（選択的セロトニン再取り込み阻害薬）…ってやつですけれど。あれを試してみたくて」

「ああ。そうね、いいかもしれない」

「それで質問があるんですけど、いいですか？」

「もちろん」

「調べてしまったのですけど、ＳＳＲＩっていうのは抗うつ薬らしいのですが、なぜこれが高体温に効くのですか？　うつ病ではない人にも効くのですか？」

この子はやっぱり頭が良い。

そもそも高体温は、体温を調節している脳の司令塔部分である視床下部がしている「自律神経の制御」が狂うから起きている。本質的には、高体温はこの司令塔への持続的な過負荷で起きている。でも体温調節そのものは、神経を介して末梢と中枢の間でやりとりしているのだと考えれば、高体温症というのはいっつもいっつもおんなじ方向（体温を上げちゃう方向）へ伝導が進んで行ってしまうから成立すると考えると良い。つまりは、シナプス間における セロトニンに「偏り」があるのだと思っている。たまには体温を下げる方向へ行けばいいのに、いつも同じほうへ行ってしまう。そこで、セロトニンをちょっと上げる薬を投与してみると、これまで行きにくかった方角へ伝導が伝わるようになる。体温が上がることがずっと習い性だった神経が、少しずつそちらを選ばなくなる。これがSSRIが、高体温の人の体温を下げるメカニズムだ。そうあたしは思ってる。

「SSRIがうつ病の薬になっているというのは？」

「うつ病という病気は本当に恐ろしくて、セロトニンが枯渇する病気なんだよね。こんなSSRIごときじゃうつ病は治せないのよ。そもそもあなたは全くうつ病じゃないしね」

少し幼い笑顔をみせてくれた。そしてそのへんの研修医よりも深く納得して話を聞いてくれている。セルトラリン（SSRIの薬品名の一つ）25mgを寝る前に内服。これをまずは一ヶ月やってみよう。

一月二十三日　四回目の再診

「すごく熱が落ち着きました」

「睡眠はどうですか？」

「あ、いやじつは、朝起きやすくなりました」

「そうなの？　よかったじゃない」

　明らかにセルトラリンが合っている。良すぎなくらい。加味逍遥散の効果もあるんだろうと思う。次回は仕事の都合があるらしく、二ヶ月後に。

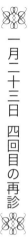

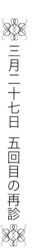

三月二十七日　五回目の再診

「いろんなことがうまくいってます…先生」

　ところでこの子はどんな服をつくっているんだろう。たまに、患者さんのしている仕事が気になることがある。それはもちろん、診断や治療のためがほとんどだけど、単純に好奇心で。

　あ、確かにもう診察室で熱の話題が出ない。うまくいっているサインだ。あと最近の個人的な流行りだけど、ＳＳＲＩって「卒業」できるんだよね。また次回以降考えよう。二ヶ月後に。

十一月七日　六回目の再診

なんと半年以上ぶりの受診になった。かなり痩せてしまっていることがすぐにわかる。表情も消耗している。熱が上がって困るとやって来たあの頃のほうが全然色つやが良い。

「どうしちゃったのかしら。久しぶりに来てくれたね」

「いや、先生すいません、もう熱がすごくて…二ヶ月くらい前から」

「え、病院には行った？」

「いえ、また高体温かと思って…。あ、一度夜に友人に連れて行かれたことがありました。そこでは熱中症って言われました。真夏でしたから」

「そうか…そういえばあれからどうしてたの？　春とか夏は。ていうかもう秋だよ。受診が途絶えてたから心配してたのよ」

「すみません。あれからじつはすごく体調よくて、薬を自分で少し減らしたりとかしてたんです。そしたら全然元気なままで。また先生のところにそのご報告も含めて行こうかなと思っていたら仕事が忙しくなっちゃって」

「そうか〜、でもよかったよ。で、最近また熱？　その感じは高体温なんかじゃないよ。全然違うものとして検査しないとダメだよ。今日ここでしようか、採血」

　と言いつつ、あたしはとりあえず診察してみた。まず体幹になんかよくわからないぶつぶつした紅斑がまばらにみえる。薄いのも、蕁麻疹みたいなのもある。実際皮疹は、いろいろ出たり引っ込んだりしているらしい。頸部リンパ節がいくつか腫れている。圧痛は乏しい。ただ後頸部リンパ節が割としっかり触知できる。咽頭は、化膿はないけど真っ赤だ。

「そう言えば、喉痛い？」

「めっちゃ痛いです」

「体重減ったようにみえるけど」

「…減ってますね。忙しいせいだと思ってました」

「下痢とかは？」

「確かにゆるいですね」

「仕事うまくいってるの？」

　うまくいってなかったらしい。いや、仕事はなんとかやっていたらしい。同棲していた彼氏と別れてしまったことを話してくれた。メンタルがひどく不安定になってしまい、落ち着いた生活をしたり体調を管理したりができなくなってしまっていたということだった。

それだけならまだよかった。さらに患者さんは、自暴自棄になってしまい、不安や寂しさを埋めるためだったのだろうか、手当たり次第・不特定多数の男性と関係をもってしまったらしい。そんなことじゃいけないと思ってそれを控えたら、なんだか体調が悪くなってしまった。それが九月くらいとのことだった。

ここまできたら、鑑別疾患と次のプランは決まってくる。つらかったねこの三ヶ月。せっかく機能性高体温の調子がよかったのに。

あっ、いけない。この患者の日記の最初のページが落丁してる。どこかにあるかもしれないからあとで探しておこう。ほんとはこの後の経過も日記に書きたいけど、日記帳が残り少なくなってきたからひとまずここで締めておこう。なんだか何でもない日記になってしまったけど、彼との日記も、今日で閉じよう。ありがとう。

あたしの診察日記・エピソード11

27歳男性

「分類を受けつけない人」

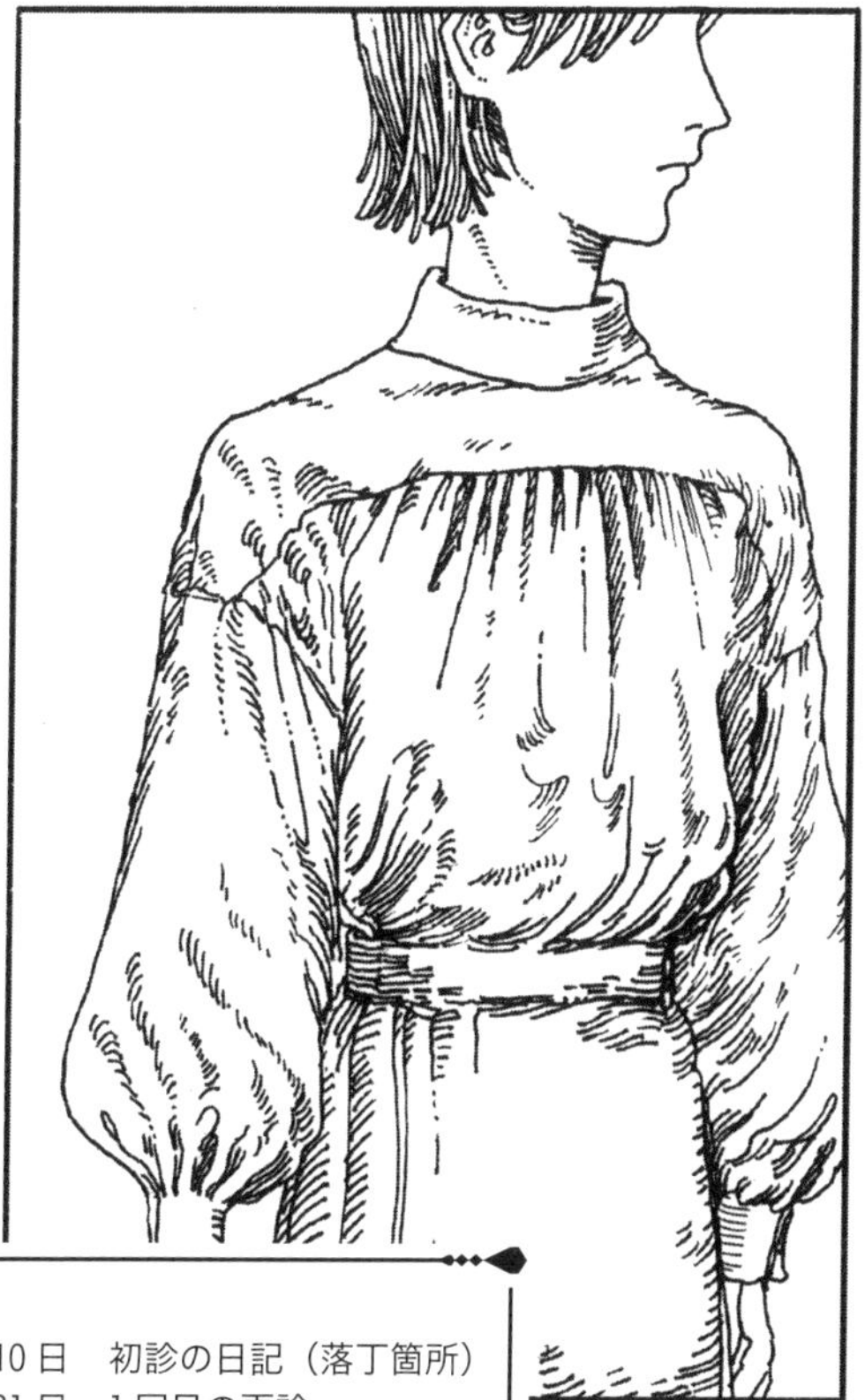

・10月10日　初診の日記（落丁箇所）
・10月31日　1回目の再診
・11月21日　2回目の再診
・12月26日　3回目の再診
・ 1月23日　4回目の再診
・ 3月27日　5回目の再診
・11月 7日　6回目の再診

（落丁箇所） 十月十日 初診

保険証のコピーを珍しくきっちり確認してしまった。性別のところだ。確かに「男」とある。彼、いや、この人はなんかうまく言えないけど女性にみえる。透明感？ 雰囲気からそうみえるとしか言いようがない。所作やしゃべりかた、声の周波数、うねり、言葉の選び。そういうものから、少なくとも見かけの印象は男性離れしている。

「こんにちは、よろしくお願いします」

彼はそう言った。彼と書くのにすごく抵抗がある。このあとの日記は「患者さん」としておこう。なんか、あたしのために。

「紹介ってことなんだけど、熱が下がらないって」

「そうなんです」

「いつから？」

「三年前です」

ダメだ。この子の「様子」が気になってしまって問診が捗らない。

黒い細いパンツに白いシャツ。パンツはおそらくデニム生地で、丈は絶妙の長さ。シャツはタックインせずに外に出しているがこれもまた着丈が絶妙。あたしはさすがによくわからないけどおそらくユニクロとか、あるいはビジネス用のではなくて、コットンだろうけどやわらかな風合いの生地感。サイズ感も良くて適度な身幅、そして何より清潔そうにしている。そうだ、靴はナイキなんだけど全体が黒でアウトソールだけがホワイト。あとはあたしがどうしても気になったのが、この子は手がきれいだ。身長は170cmくらい。男性にしては大きくなく、女性と考えるとシュッと長身なんだよなぁ。

「これまでけっこう検査はやったみたいだね」

「そうですね。異常が出てこないって、先生が悩まれてました」

「なるほど。いつから熱が出てると思ったらいいですか?」

「熱が下がらなくなったのは、三年前に伝染性単核球症っていうのにかかって、その後からです」

どうやらトリガーはかなりはっきりしているようだ。患者自身の心当たりもやはり三年前のその伝染性単核球症のほかには言わない。

「その伝染性単核球症の診断、治療したのは今回紹介状書いてくれた先生じゃないんだ?」

「あ、そうです。別のところです。近くのクリニックでした。最初は風邪って言われて。治らないのでまた行ったら採血されて、肝臓の数字が高いと言われました。首のリンパも少

◇あたしのためのまとめ◇

……この男性は、保険証の性別欄は「男」でカルテの性別も男で登録した。患者自身も、自分も男だと性自認していて、社会でも男として生活している。しかし、パッと見は非常に中性的で、おそらくそれはほぼ彼自身無意識だと思う。ただ、彼はずっと男性と同棲していて、好きになる相手は男性で、セックスの対象も男性なのだった。さすがにズボンを下ろした診察はしていないが、おそらく男性器があるのだろうと思う。そうだ、中性的なのは見かけだけじゃない。佇まいやしゃべりかたも中性的だった。診察室では、まるで女性といるような、女性としゃべっているような感覚だったのをよく覚えている。いや、女性よりも女性らしかった。

彼の性のことをまとめると、

・生物学的には「男性」
・自認している性は「男性」

・見かけの性・見せたい性は「中性」
・好きになる人の性別やセックスの対象は「男性」

ということになる。このそれぞれの「　」の中も、人によって〈男性・女性・中性・両方〉みたいに分かれるんだろうと思う。あと、好きになる人の性別と性交渉したい対象の性別が違う人もいるだろうと思う。つまり心では男性が好きだけれど、性欲は男性だけでなく女性の身体でも満たしたいなどの状況である。

性の多様性の理解は難しい。本当に理解していること、頭では理解していること、理解しようとしていること、理解しようと思っても及ばないこと、知らないこと、の割合が一人一人違うからだ。学校教育、医療従事者の教育といったエッセンシャルな場でも混乱がみられるであろうことは、想像に難くない。「男女の役割」を理解するのは、基本的に重要なことでもある。皮肉なことに、その重要性のために、その理解が行き届くがゆえに「男女」以外の問題の理解から遠のく結果になっている。「マイノリティ」とはよくいったものだとあらためて思った。

医者の役割は、どう考えても大事だ。あたしたち医者が、もっともっと、多様な性を、大袈裟なくらいに許容したほうがいい。医療現場、臨床で扱う問題って明らかに社会の縮図なんだよね。メディアの人間も、一週間とか急性期病院の救急外来に張り付いて見学していたら取材のネタに困らないだろうって思う。

そうだ。日記の最後の二ヶ月前からの熱は、あれはきっと急性ＨＩＶ症候群だよね。明らかな男性間性交渉の問診、熱、咽頭痛、リンパ節腫脹、皮疹、体重減少、Ｂ型肝炎の既往などがあって、ＨＩＶ抗体あるいはＨＩＶ-ＲＮＡ量を測定すべきだとする情報は十分に揃っている。患者に十分説明して検査を直ちにすべきだと思った。最近は急性感染の段階で専門家が抗ＨＩＶ治療の開始を検討するから、陽性だと判ればすぐ紹介すれば良い。

脱線してしまった。いろいろな性を認めるというのは、「男性と男性が性交渉している様子を想像して、それに慣れよう」とかじゃないのよ。人は人、自分は自分って芯から思えることなのよ。そのためには、よく言われる「患者に寄り添う」じゃダメなのよね。寄り添うのも良いかもしれないし大概はそれでうまくいくと思うけど、自分と患者の価値観が大いに違っていたことがわかってしまったときが問題なのよ。耐えきれずに援助者としての役割ごと瓦解してしまうことがある。心が壊れる可能性だってある。寄り添ってしまったために。

医療者である前に人間だからね。あたしたちって、犯罪者も診療しなきゃいけないような時があるのよね。レイプされた少女を診察することもある。そういう時に、淡々と職務を全うできるかどうかは、いかに平素から、日による差・相手による差を無くしたに等しい張力で「人は人、自分は自分」として診療できるかなのよ。究極はそれすらも意識しないで診療するという境地だけれどね。

男性が男性を、女性が女性を慕い続けるのはつらいこと。ただでさえつらいのにその叶わぬ恋のために心身を壊す。そう、性の不釣り合いというのは体調を崩すんだ。あたしたち医者がそういうマイノリティに鷹揚でいなければ、体を壊した人を診るのがあたしたちの仕事なんだから、誰があの人たちを受け入れるかって話なのよ。

エピローグ

人は思いもよらないかたちで、自分が本当に言いたいことを表現するものだ。自分で自分のことがわかるという認識は、「意識」のもとでなされるはずだけど、そんな意識の中の世界なんて狭いものだ。

勝手に心臓は動き、寝ている間も勝手に呼吸をし、触ってみて痛かったり熱かったりしたら瞬時に勝手に手を払い除け、後ろからワッと押されたら即座に勝手にバランスをとり、何を食べても腸が勝手にうまく消化してくれる。

そのくせ人は、動悸がすると言っては困り、息ができないと苦しみ、手足がしびれ体じゅうが痛いと嘆き、ふらふらすると言って不安になり、胃がムカムカするとか便がうまく出ないと言っては苦悩する。

自分でできることなんて、ほんの少ししかない。人間の生命活動のほとんどは自動的だ。とりあえずあたしが思うのは、「自分のことならわかっています」というのは、大きな勘違いだってことなんだよね。むしろ逆で、自分のことはほとんど自分でわかっていない。まぁこれは一つの考え方だから、論文とかを示してどうこうじゃないけどね。

他方、他人のことや自分以外の事象全般には、人は強い。よくみて、感じて、分析して、表現して人に伝えたりできる。しかし自分のことになると、極端に言えば、何もわかっていない。自分のことは分けて考えられずに、理解もできない。

何もわかっていないならそれで良かった。ただ人に教われればいいんだから。人間の何がダメだったかというと、それでも自分のことを自分でわかろうとして、それを自分の言葉で人に伝えようとしたところだよね。これがすべての失敗だと思うの。

例えば、ひどく強いストレス下におかれた時に、全員ではないけど、過換気症候群といって「あたかも陸の上で溺れたような」激しい呼吸の促迫(呼吸の数や深さが著しく増すこと)と呼吸困難に襲われる人がいる。これは他人、つまりはたからみれば、「それはその強いストレスのせいでしょう」と思うわけだけど、当の本人はそんな過換気を好きでしているわけじゃないし、たまにそれを「ストレスのせいにしないで」という気持ちになる人もいる。

強いストレスを受けてつらい思いをしたこと、そのことをもっと穏やかに受け止めて、それを他人にわかりやすく伝えることができる動物だったら、こんなことは起きないだろうと思う。わざわざ、過換気発作など起こさずに済むし、まわりの人の心労もない。人は過換気症候群なんていう「かたち」をとらないといけないほどに、自分を表現することが下手なんだよね。

あたしがこう言うと、やっぱり「そんなつもりじゃない」とかって患者さんは言うんだよね。もうそれが意識の世界で考えてるにすぎないってことなの。あたしが言っているのは、自分自身ではわかり得ない無意識の世界の話なの。とにかく、自分で自分の（ここはあえて狭く）症状のことを皆わかってはいないの。

その意味で、やっぱり医者って存在は偉大だと思う。まず何がいいって「他者」ってところだよね。その構図がいい。どんなにインターネットの医療情報や解決アプリによる自己診断ツールみたいなのが発達しても、前提として症状というのが自分ではわかり得ず、他者によってのみ認識されるものなのだとしたら、現行の「医者」という存在は、あり方も含めて素晴らしく、とても良くできたシステムだと思う。「他人になんかわかるか！」なんて言ってる場合じゃないよ。他人だからわかるのよ。

ずっとずっと長年とか毎日のようにしんどい症状が続いた人がいて、その人の症状が治療によって割とすぐ良くなってしまった時のことなんだけどね。ちょっと信じられないかもしれないけど、（こっちはうれしいのに）患者本人が喜ばないって現象があるのよね。

喜ばないというか、心の中ではうれしいとは思ってるはずなんだけど、長年の症状が急に良くなると、その良い状況をすんなり受け入れないみたいな現象があるとあたしは思ってる。特にこっちが喜びすぎると、あると思う。

「症状がある自分」を長く生きていると、「症状がなかった自分」というのがあったから症状が出たのでは…と誤認的に解釈してしまって、無意識にその時代に戻る（回帰する）ことを恐れてるんだとあたしは考察してる。だから患者は、症状が改善した自分を受け入れにくくて、喜ばないっていう表現になるんだと思う。表現としてそうなる。

「症状がある自分」でいるほうが、周囲が心配してくれる・良くしてくれるということを無意識に認識して、その結果「症状がある自分」を無意識に選択する、って解釈する人もいるよね。まぁそのへんは、今は掘り下げないでおこう。

「治ったんだから喜んでよね」って思うことも、以前はあたしもよくあった。でも最近は、こういう、人の不器用さみたいなのがあまりにかわいくて、喜ばないようにしてる。趣味悪いよね。「心の動き」を読めるのは、ものすごく皮肉だとあたしは思うんだけど、自分じゃなくて他者なんだよね。医者という存在は、その存在が「他者である」ということが織り込み済みなのがいい。この「他者」って間《あわい》が、あたしはけっこう好き。それが今あたしが医者をしていることを支えてる気がする。

あたしは、あたしが医者でい続ければ、その他者という立場のままでいられるわけで、そういう自分は嫌いじゃない。患者っていうほぼ矛盾しかない人たちのことを眺めているなんて、相当悪い趣味だから、こうやって日記にして、そしてひとりで臨床するの。どうりで、いろんなところで見放された懊悩のカタマリのような人たちばかりがあたしんところに来るわけだよ。

治してあげられないかもしれないけど、何回でも診るんで、それでもよければどなたでも、どうぞ。

あとがき

あとがきの段になってしまい今更恐縮ですが、混乱しないように始めに申し上げておきましょう。私は、國松淳和です。このあとがきを書いているのは「あたし」ではなく、國松です。

医学書というのは当然、専門家が購入し読んで、何らかの形で自身に役立てるものであるのが普通です。この意味では医学書は、特に昨今は「実用書」としての趣を有しています。私はおそらく普通の医師よりも少しだけ多く医学書を執筆していると思っておりますが、出版社ならびに読者である医師たちが医学書に期待するのは、「分かりやすさ・明解さ」「根拠に基づく記述」「すぐに役立つ、具体的な指針やコツ」、そして「網羅性」だと思います。

私が、それを知っているのにそうしないという天邪鬼な作風であることは、おそらく大体はお気づきかもしれません。

なぜ私がそうなのかといえば、まとめ上げて具体的に記述することなら誰でもできるのでは…とつい考えてしまうからなのですが、あとは私が生来「人を撹乱させて面白がる」という変質的・偏執的な悪趣味があるからということになろうかと思います。

誤解がないように癖のない表現で述べるべきところを、癖のある文体で誤解を招きかねないやり方で、これまで医学書を書いてきました。本当に恥知らずだと思っております。

本書『診察日記で綴る あたしの外来診療』は、こうした文脈での、私の医書書き《いしょか》きとしての集大成なのかもしれません。いえ、集大成というのは違いますね。なんかこう、沈殿物のような感じです。


さて、そんな前置きは取りやめて少しこの本の解説をいたしましょう。

この本には重要な前提があります。それは、『私・國松に「女性になりきって診察日記を書く趣味」がある』という設定がある、ということです。

実際の國松には「女性になりきって診察日記を書く趣味」はありません。架空の女性医師が外来診療をしていて、診療のあとに日記っぽくその日のことを綴っているという様子を、國松が描いているのです。大丈夫ですか？　この本の中の「あたし＝医師」は、私ではありません。あたしは私？　私は、誰だ？

誤魔化そうとしているわけではないのですが、当然のことながら、本書に登場する患者さんたち・診療の情報・医師とのやり取りのすべて、全部フィクションです。ただし、エピソード6に登場する患者さんの皮膚写真は、患者さん本人に本書の趣旨等を説明のうえ、個人情報を十分に遠ざけ記述上改変させていただくことで、画像使用の同意を得て掲載したものです。

本書の内容はフィクションとはいえ、リアリティを追求しています。ここで注意していただきたいことがあります。

皆さんは「バーナム効果」というのをご存知でしょうか。バーナム効果とは、心理テストや性格判断みたいなものにおいて、その結果が、あいまいな内容や記述であるはずなのに「自分自身に当てはまる正確なものである」と受容してしまう傾向のことを言います。言い換えれば、本当なら誰でも当てはまってしまうような一般的記述を、自分だけに当てはまるとみなしてしまう現象です。

繰り返しますが、本書で描いた「女性医師と患者とのやり取り」はそれそのものも内容もすべて架空です。しかし、これらを読んだ人自身が、もしその記述内容と同じような経験をしていた時や、同病を罹患していた時などにおいては、その人は大なり小なり「バーナム効果」を受けてしまうかもしれません。

ただしすみません、ここで申し上げておきます。「これって自分のことかも?」と感じたとしてもそれは「勘違い」です。むしろ勘違いされたら、私のリアルな描写技術も捨てたものではないなと、私が勘違いをしてしまいます。

さて、「あとがき」にしては長くなっておりますが、最後に申し上げたいことがあります。診療で最も大事なことは、患者さんに優しくすることだと思います。下世話な言い方で換言すれば「親切心」なのだと思います。私は、この本で最も表現したかったこと、つまりこの本の中の「女医さん」の描写を通して伝えたかったことは、患者さんへ優しくしてあげることの重要さなのでした。

令和三年二月吉日

医療法人社団永生会 南多摩病院 総合内科・膠原病内科

國松淳和

診察日記で綴る　あたしの外来診療

令和3年3月20日　発　行

著　者　國　松　淳　和

発行者　池　田　和　博

発行所　丸善出版株式会社
〒101-0051　東京都千代田区神田神保町二丁目17番
編集：電話(03)3512-3262／FAX(03)3512-3272
営業：電話(03)3512-3256／FAX(03)3512-3270
https://www.maruzen-publishing.co.jp

組版印刷・株式会社 真興社／製本・株式会社 松岳社

ISBN 978-4-621-30604-8　C 3047　　Printed in Japan